药事管理与药剂学应用

姚再荣　等　主编

中国纺织出版社有限公司

图书在版编目（CIP）数据

药事管理与药剂学应用 / 姚再荣等主编. --北京：
中国纺织出版社有限公司，2020.7
　　ISBN 978-7-5180-7497-6

　　Ⅰ.①药…　Ⅱ.①姚…　Ⅲ.①药事管理②药剂学
Ⅳ.①R95②R94

中国版本图书馆CIP数据核字（2020）第100563号

責任编辑：范红梅　　責任校对：高　涵　　責任印制：王艳丽

中国纺织出版社有限公司出版发行
地址：北京市朝阳区百子湾东里A407号楼　邮政编码：100124
销售电话：010—67004422　传真：010—87155801
http://www.c-textilep.com
中国纺织出版社天猫旗舰店
官方微博http://weibo.com/2119887771
三河市宏盛印务有限公司　各地新华书店经销
2020年7月第1版第1次印刷
开本：710×1000　1/16　印张：9.5
字数：158千字　定价：58.00元

凡购本书，如有缺页、倒页、脱页，由本社图书营销中心调换

前　言

　　随着药学的发展,原有药事管理与药剂学图书的部分内容已难以满足临床工作的需要,因此广大药剂师迫切需要一本内容新颖、简明实用的临床专著。鉴于此,我们特地组织了一批长期从事药学工作的药剂师编写了这本《药事管理与药剂学应用》。

　　本书包括药事管理和药剂学两部分内容,首先介绍了药事管理的内容,其次介绍了药剂学领域的相关基础知识,以给学习者提供必备的知识储备。与此同时,本书也涵盖了新型药物剂型发展的内容。本书语言简练,条理清晰,内容丰富,特别适合临床药剂师参考和阅读。

　　本书因编写时间有限,遗漏或不足之处恐在所难免。对此恳请各位专家、医药界同仁批评指正,以便今后再版时修正完善。

编　者

2020 年 3 月

目　录

第一章　药事管理概论 ……………………………………………… 1

　第一节　药事管理 ………………………………………………… 1

　第二节　药事管理学科 …………………………………………… 3

　第三节　药事管理研究 …………………………………………… 7

第二章　药事组织 ………………………………………………… 12

　第一节　药事组织概述 …………………………………………… 12

　第二节　药事组织管理体制 ……………………………………… 14

　第三节　药品生产与经营组织 …………………………………… 19

　第四节　其他药事组织 …………………………………………… 21

第三章　药品采购存储与质量管理 ……………………………… 26

　第一节　药品采购与验收入库 …………………………………… 26

　第二节　药品储存与养护管理 …………………………………… 32

　第三节　药品质量监督管理 ……………………………………… 35

第四章　医院制剂管理 …………………………………………… 43

　第一节　医院制剂的生产管理 …………………………………… 43

　第二节　医院制剂质量管理 ……………………………………… 51

第五章　药剂学概论 ……………………………………………… 53

　第一节　药剂学概述 ……………………………………………… 53

　第二节　药剂学的发展和任务 …………………………………… 57

第六章　药物制剂及剂型 ………………………………………… 64

　第一节　药物剂型的分类及重要性 ……………………………… 64

　第二节　常用制剂通则 …………………………………………… 66

第七章　制药卫生 ………………………………………………… 70

　第一节　制药卫生概述 …………………………………………… 70

　第二节　制药环境的卫生管理 …………………………………… 74

　第三节　灭菌与无菌技术 ………………………………………… 77

第四节　防腐 ··· 89

第八章　固体制剂 ··· 92

第一节　固体制剂概述 ··· 92

第二节　散剂 ·· 93

第三节　颗粒剂 ··· 97

第四节　胶囊剂 ··· 99

第五节　片剂 ··· 105

第九章　液体制剂 ·· 119

第一节　液体制剂概述 ··· 119

第二节　溶液型液体制剂 ·· 121

第三节　胶体溶液型液体制剂 ···································· 122

第四节　乳剂 ·· 126

第五节　混悬剂 ·· 136

参考文献 ·· 143

第一章　药事管理概论

第一节　药事管理

一、基本概念

（一）药事

药事是指与药品的研制、生产、流通、使用、价格及广告等活动有关的事项。

我国古代已使用"药事"一词。据《册府元龟》记载："北齐门下省尚药局，有典御药二人，侍御药二人，尚药监四人，总御药之事。"这反映出当时的药事是指与皇帝用药有关的事项。我国的书籍中常使用"药事"一词，但其含义随着社会的发展不断变化。现代"药事"的概念有广义和狭义之分。广义的药事泛指一切与药有关的事宜，或为药学事业的简称；狭义的药事主要是指与药品有关的事项。

（二）药事管理

狭义的药事管理又称药政管理或药品管理，是指国家对药品及药事的监督管理，以保证药品质量，保障人体用药安全，维护人民身体健康和用药的合法权益。

广义的药事管理泛指国家对药品监督管理及药事机构自身的经营管理，以及药学服务的管理。药事管理学科研究的是广义的药事管理。本书主要以《中华人民共和国药品管理法》（以下简称《药品管理法》）为核心，讨论广义的药事管理。

二、药事管理的对象、范围与内容

（一）药事管理的对象

我国药事管理的对象是人用药品，管理的核心是药品质量，管理的目的是确保药品安全、有效。

（二）药事管理的范围

我国现阶段药事管理的范围主要包括：药事管理体制、药品管理立法、药品生产管理、药品经营管理、药品使用管理、中药管理、药品监督管理、新药审批管理、药学教育、药学科技、药品知识产权保护、特殊管理的药品管理以及药事单位内部的管理等。

（三）药事管理的内容

药事管理的内容主要包括宏观药事管理及微观药事管理两大方面。

1.宏观药事管理

宏观药事管理主要是指国家与政府的药事管理，主要包括药品监督管理、基本药物管理、药品储备管理、药品价格管理、医疗保险用药与定点药店管理。

2.微观药事管理

微观药事管理主要是指药事组织的药事管理，主要包括药品研究与开发质量管理、药品生产经营质量管理、药品使用管理、药学服务质量管理、药品储备管理、药品价格管理、医疗保险用药销售管理。

三、药事管理的目的、意义和特征

（一）药事管理的目的

药事管理的目的是保证公民用药安全、有效、经济、方便、及时，不断提高人民的健康水平，不断提高药事组织的经济效益和社会效益。

（二）药事管理的意义

1.对于公众的意义

药事管理是保障公民用药安全、有效、经济、方便、及时和生命健康的必要和有效手段。

2.对于国家的意义

保护公民健康是宪法规定的国家责任。

3.对于药事组织的意义

宏观药事管理为药事组织的微观药事管理提供了法律依据、法定标准和程序。

（三）药事管理的特征

药事管理的特征主要体现在专业性、政策性、实践性、时效性和综合性上。

1.专业性

药事管理是对药学事业的管理。其核心就在于"管药"。而"管药"就必须要"懂"药。首先，必须掌握药学的基本概念、基本理论、基本内容和技术方法等专业知识；其次，还应具备管理学、经济学、法学、心理学、社会学、行为科学等相关专业知识。因此，药事管理的首要特点就是专业性。

2.政策性

药事管理必须按照国家的法律、政府的法令、国务院及其各部门的行政法规和行政规章依法办事,其主管部门代表国家、政府行使管理职能。管理必须有法可依、有据可查。因此,药事管理具有很强的政策性。

3.实践性

药事管理是对药事活动的管理,药事管理的法律、法规、行政规章是针对药品生产、经营、使用等各个环节中可能出现的问题而制定的,是实践经验的总结,并在实践中指导实际工作。因此,药事管理同样具有很强的实践性。

4.时效性

药事管理的各种法规来源于实践,需要不断加以修订、完善和补充,因此新版法律法规颁布后,前版即行作废,这就体现了药事管理的时效性。

5.综合性

药事管理涉及药学事业的各个方面,在药事管理中必须综合药学、管理学、行为学、心理学、数理统计等多学科的知识,才能进行有效的管理,因此,药事管理具很强的综合性。

四、药事管理的立法依据和手段

(一)药事管理的立法依据

我国药事管理的立法依据是国家的宪法和法律,做到有法可依,违法必究。

(二)药事管理的手段

国家依照宪法进行立法;政府依法施行相关法律;药事组织依法施行相关管理措施。药事管理具体运用方式有行政方式、法律方式、技术方式和宣传方式。

第二节　药事管理学科

一、药事管理学科的定义与性质

(一)药事管理学科的定义

药事管理学科是20世纪初期出现并逐渐发展起来的重要药学分支学科和交叉学科,目前尚无公认的定义。

本书将药事管理学科的定义描述为:药事管理学科是药学科学的分支学科,在很大程度上具有社会科学性质。它主要应用管理科学、社会科学、行为科学、经济学、法学等学科的原理来研究现代药事管理活动基本规律和一般方法,研究药学事业中的生产、分配、人、机构、制度、法律、经济和信息,研究政治、社会、经济、文化等因素对药学事业的影响。

(二)药事管理学科的性质

药事管理学是一个知识领域,具有社会科学的特征。它与行政管理、经济、政策、行为、分配、法律、经营管理的功能、原理、实践紧密联系,涉及药品生产、分配、机构和人员等各个方面,满足法定药品的需求,并且为患者、处方者、调配者、卫生保健部门和工业部门提供药学服务和药物信息。

(1)药事管理学科是药学科学法定组成部分,与其他药学学科如物理药学、药理学、药物化学、临床药学等具有同等地位。

(2)药事管理学科的应用性很强,其基本理论来源于社会学、心理学、经济学、管理学和法学。这和扎根于化学、物理学、生物学、生理学与工程学的药学分支学科不同。

(3)药事管理学在理论指导下的应用特点,表现为药学实践自身的要素和性质与药学实践相关的各种因素的相互作用的复杂性。

(4)药师在社会药房、医疗机构药房、药厂、药品批发公司、药物研究所等部门中的职能不同,但药事管理学研究的是药学毕业生工作的所有领域中有关药品和药事管理方面的共同性问题,不受工作性质的限制。

二、药事管理学科的形成和发展

(一)药事管理学科的形成

长期实践经验的积累和教学科研工作,逐渐形成早期的药事管理学科。

1.美国药事管理学科课程被列入药学教育基本课程

19世纪,美国的药品贸易发展迅速,新开设了许多药房、药店,学习如何开展药房的经营业务以维持药房的生存,被列入当时的学徒式药学教育活动,这是药事管理学科的萌芽。1821年,费城药学院建立,美国开始了药学学校教育体制,"药房业务管理"被列为药学学校教育课程。美国药学教员协会颁布的《药学教育大纲(第5版)》中,药事管理学科课程均被列为基本课程,但学科名称和开设的课程有所不同,最早名为商业与法律药学,1928年更名为药学经济,1950年,经美国药学院协会统一更名为药事管理。20世纪50年代以后,药事管理学科在高等药学教育中的地位日益重要。

2.我国药学教育中药事管理学科的发展

我国高等教育开设药事管理学科课程经历了曲折的过程。1906~1949年,有少数教会学校开设了"药房管理""药事管理法及药学伦理"等课程。1954~1964

年,各高等药学院校普遍开设了"药事组织"课程。1964～1983 年,各高等药学院校停开这类课程。1984 年,《药品管理法》颁布后,药事管理学科的发展受到教育、医药卫生行政主管部门的重视。1985 年秋季,华西医科大学药学院率先给药学类各专业本科、专科学生开设"药事管理学"课程。1987 年,国家教委决定将"药事管理"列入药学专业必修课。1993 年,人民卫生出版社出版发行了规划教材《药事管理学》,一些高等药学院校(系)成立了药事管理教研室,建立了专职的药事管理师资队伍,专任教师队伍不断壮大。其中,一些高等药学院校成立了医药商学院或药事管理学系。自 1995 年起,国家执业药师资格考试将"药事管理与法规"和"药学综合知识与技能"列为必考科目。药事管理学科所涉及的知识点占全部执业药师资格考试应考知识点的 50%。教育部在本科目录中设置了药事管理专业,2004 年和 2005 年,中国药科大学和沈阳药科大学招收了本科学生,培养既精通药学专业知识又掌握社会科学基本理论和研究方法的复合型药学人才。从 1994 年起,中国药科大学等 15 所高等药学院校已开始招收培养药事管理方向的硕士研究生。从 2000 年起,中国药科大学、沈阳药科大学、四川大学、天津大学开始招收药事管理方向的博士研究生。

3.其他国家药学教育开设药事管理学科课程

欧洲国家和日本称此学科为"社会药学",在药学教育中设有多门课程。20 世纪,药事管理学科逐渐形成,其名称和内容与各国药事管理实践的发展变化有密切关系。药事管理学科已成为高等药学教育的重要组成部分,是药学教育的基本科目。

(二)药事管理学科的发展

20 世纪 50 年代以后,药事和药学管理实践产生巨大变化,药事管理学科的研究十分活跃,学科体系日趋完善,主要反映在以下几个方面。

1.药事管理学科研究向纵深发展

(1)从研究药品发展到药学服务。20 世纪 60 年代以前,药事管理学科研究是以有形商品——药品为核心展开的。现代药事管理学科研究除继续重视药品管理外,无形商品——药学服务管理,如药物评价、药物治疗方案设计、临床药学和卫生保健体系评价等,已备受关注,进入研究范围。

(2)重视和研究合理利用药品资源。20 世纪 70 年代以来,社会的卫生保健经费成倍增长,政府和人民已感到难以承受。与此同时,新药研究开发的难度和投资与日俱增,药品市场的无序竞争以及药物不合理应用日益严重。为此,合理利用药品资源、合理用药、用药经济分析和生命质量研究、药物利用评价等成为近几年药事管理学科研究的热点和重要内容。

（3）理论联系实际。我国近年实施的《医疗机构药事管理规定》《抗菌药物临床应用指导原则》《处方管理办法》等，这些从事药事管理活动的药师、学者、管理人员的研究成果，在实施后有力地促进了我国药事管理标准化、法制化、科学化的发展。

2.从实证性、描述性研究向理论化发展

这个阶段药事管理学不仅限于总结与描述药事管理实践与技巧，供应符合质量标准的药品或把药品推销出去，而且从主要概念和基本内容方面向系统理论方向发展。20世纪70年代末，美国药学院协会（AACP）药事管理学科教师组曾组织讨论该学科范畴与性质、基本内容与研究方法。20世纪80年代后，药事管理学科各课程注意到应用系统概念，从卫生保健系统中药学的社会目标出发，以药品全过程全面质量管理为核心，围绕管理因素、环境因素与实现药学的社会目标的关系，探讨药学实践中的问题，推动了药事管理学科向系统理论方向发展。

20世纪60年代以来，西方国家出版的药事管理学科方面的教材、参考书日益增多。20世纪80年代后，我国出版发行的药事管理学科的教材、专著也日益增加，此后，药事管理学科在研究药物使用管理方面，出现了新的突破进展，形成了药物流行病学、药物经济学等新学科。

3.重视研究方法，研究水平不断提高

药事管理学科在很大程度上具有社会科学性质，其研究方法也不同于药物化学、药剂学等学科，而是采用社会研究方法。由于其研究对象常涉及药品，故十分重视引入自然科学研究方法中的"量化"方法。20世纪80年代以来，高等药学教育计划增设药学软科学研究方法课程和药学文献评价课程，药事管理研究生课程增加了数理统计学。这些教学改革使药学专业的学生既掌握自然科学方法在药学中的应用，又熟悉社会研究方法在药学中的应用。

三、药事管理学科的研究内容

药事管理学科的应用性很强。由于各个时期、各国药学事业及其管理的差异，在药学学士学位教育中开设的药事管理学科课程有所不同，所以药事管理学科的研究内容也有很大差异。随着药学科学和药学实践的发展，药事管理学科研究的内容也在不断完善。目前，我国药事管理学科的主要内容有：药事组织，药师管理，药品质量监督管理，药品注册管理，药品生产、经营和流通管理，药品使用管理，药品市场和经济管理，药品标识物管理，药学教育管理和中药现代化管理等。

第三节　药事管理研究

一、药事管理研究的内容与特征

（一）药事管理研究的概念和内容

药事管理研究是重要的药学实践活动，主要是运用管理学、药学等学科的理论和方法，探讨与药事有关的人的行为和社会现象的系统知识，研究和探索药事活动的规律，发现新的药事管理的理论和法则，对药事活动进行有效的控制和管理。药事管理研究虽具有自然科学研究的客观性、系统性、实证性、验证性及复制性等特点，但因研究的对象是以"人"和"社会"为主，因而其研究具有社会科学性质。另外，药事管理与社会科学中的其他学科的研究也有差别。药事管理研究的内容包括与药品有关的所有的环节。

（二）药事管理研究的特征

1.结合性

药事管理的对象是药品、药师及有关人员，药事管理学科不是完全的人文学科，而是自然科学与社会科学交叉渗透的边缘学科。因此，研究人员必须具有药学专业理论知识和技术的基础，药事管理研究要以从药学事业整体为出发点。

2.规范性

药事管理研究的目的在于确定药事活动规律的逻辑和持续模式，制定符合社会规律的规范，包括法律的、伦理道德的、管理的规范，观察这些规范的影响。当规范随时间推移而改变时，研究人员可以观察并解释这些变化，并预测其变化方向、方式，提出修改、修订意见。

3.实用性

药事管理研究的结果，主要导向是应用，包括政策建议、标准和规范的方案，以及可行性报告、市场调查报告、现状分析等，用于推动药事活动和药学事业的发展与进步。这些成果大多是软件成果，实用性强。当然不能因此而忽视理论导向的研究。

4.开放性

药事管理研究人员的学术背景比较复杂，有教师、药师、药政干部、药厂经理、药商、药学工程技术人员；专业有药学、经济、行政或工商管理、法律等，因此其研究内容具有多样性和开放性。这一特点虽然不利于形成学科学术研究的理论性与独特性,却是促进药事管理学术研究发展的一种动力。

二、药事管理研究的过程与步骤

(一)药事管理研究与药学其他学科研究比较

1.研究目标一致

药事管理研究与药学其他学科都是研究如何更好地为预防和治疗疾病、计划生育、康复保健提供药品、药物信息和药学服务,以增进人们健康。

2.应用的基础理论、研究方向、研究方法和研究成果不同

(1)药品的定义及分类不同。药事管理学科主要从社会、心理、传统、管理及法律等方向进行研究,如历史与现在、社会与个人;此外,还研究如何看待药品及其作用,处方及其应用的社会、心理、行为分析,处方药与非处方药、基本药物,现代药与传统药的分类等。药学其他学科主要从理化性质、药理、病理生理方向进行研究,如某物质的成分、化学结构、药理作用、治疗适应证、化学分类、药理分类等。

(2)药品的研究开发、生产流通和分发使用不同。药事管理学科主要从质量管理、法律控制、经营管理、市场营销、社会问题、资源合理利用等方向进行研究,药学其他学科主要从药物的提取分离、合成、组合、制剂、吸收、分布、代谢、机制、工艺、质量分析检验等方面进行研究。

(3)影响药品作用的因素不同。药事管理学科主要从患者心理、社会经济条件、用药管理等社会、经济、管理方向进行研究。药学其他学科主要从物理、化学,以及生物学(如药物生物利用度、药代动力学)方向进行研究。

(4)药品的效用评价不同。药事管理学科从人的健康权利、生命质量、对医疗的满意程度、人均期望寿命、社会经济发展水平等社会、心理、经济方面进行研究。药学其他学科从药物的治疗效果、不良反应等生理学、病理学效应方面进行研究。

(二)药事管理研究步骤

药事管理研究分为八个步骤,但每个步骤并不是按次序进行,步骤之间常常互相影响,研究者应根据实际情况作出适当的调整。

1.确定研究主题

研究主题来源于药事活动中的重大问题、热点问题、疑难的亟待解决的问题、药事部门委托的问题、个人感兴趣的问题。

2.文献检索,撰写综述

围绕主题查阅检索文献,并对有关文献资料进行整理归纳,撰写综述,以了解欲研究的问题是否已有人研究,研究的深度如何,有什么结论或成果,还存在哪些

没有解决的问题,在此基础上构思和建立研究框架。

3.形成研究假设或待解答问题

一般而言,描述性研究、概况、状况研究或探究性研究,以提出待答问题为宜;相关性研究、因果性研究或验证性研究则以提出研究假设较适合。但无论是提出假设还是待解答问题,均应符合研究目的。

4.确定研究变量

因研究行动是以变项为基本单位,所以研究者应确定研究问题中所包含的变项,并对各个变项作出适当的定义。

5.选取研究对象

药事管理研究对象通常是与药事活动有关的个人、群体、组织、社会、产品或社会成员及其行为。研究者在进行资料收集之前,必须确定研究总体,即所有研究对象的集合,并决定从总体中抽取样本的方法。常用的抽取方法包括随机抽样、分层随机抽样、整群抽样、偶遇抽样等。

6.选择研究方法和实施

药事管理研究的对象通常是与药事相关的人、群体组织、社会产品、社会实体及其行为的产品。研究者在收集资料前必须确定研究结果将推论解释的"总体",选择或编制适当的量度和评价工具(如"调查表""观察量表"等),编制关于研究对象、研究工具、实验程序和实践安排的计划并实施。在实施过程中,根据实际情况作出及时和适当的调整,完成研究。

7.收集、整理与分析资料

收集资料的主要方法有调查研究、试验方法、实地研究方法、内容分析方法、现存资料分析方法、历史比较方法和评价分析方法等。对收集的"原始资料"应作进一步整理和分析,使之能反映或表述其意义。如果是"量性研究",则应选择适当的统计方法;如果是"质性研究"也要将原始资料整理后再作出适当的描述或阐述。

8.撰写研究报告

研究报告的内容一般包括文题、摘要、绪论、文献复习、研究方法、研究结果与讨论、结论与建议、附注及参考文献九个方面。

三、药事管理研究的方法

药事管理研究常用的方法很多,综合学者有关主张,可归纳为历史研究、描述研究、相关研究、回顾研究、实验研究、调查研究等。

1.历史研究

历史研究的主要目的是了解过去事件,明确当前事件的背景,解释其中因果关系,进而预测未来发展趋势,也可结合当前药事管理的论题作历史追溯与分析。如研究药品监督管理体制变革、我国执业药师制度的现状与发展、探讨《药品生产质量管理规范》(GMP)的起源与发展等,历史研究最主要的工作是历史资料的收集、鉴别及解释。由于历史研究只能在已存的文献、史料中寻找证据,故其应用价值及结论的普遍性受到限制。

2.描述研究

描述研究旨在描述或说明变项的特质,描述、说明、解释现存条件的性质与特质,弄清情况,掌握事实,了解真相。描述研究的应用范围很广,收集资料的方法也很多。按其描述对象、描述程序或工具的差异,可以进一步分为概况研究、个案研究和发展研究。药事管理研究中大量的研究为描述研究。

3.相关研究

相关研究是应用统计方法,分析一个群体中两个或两个以上变项之间关系或关联,以对关系或关联的了解作为预测的基础。

4.回顾研究

回顾研究,又称原因比较研究。原因比较研究是通过观察现在的结果和追溯可能的原因材料,调查可能的原因和结果关系。此方法与在控制条件下收集数据的实验方法对比,称为可能的因果关系的研究。

原因比较研究的性质是“事后的”,这是指在有关的所有事件已发生后收集材料,调查者随后取一个或多个结果并通过对过去的追溯去核查材料,找出原因、关系和意义。

5.实验研究

实验研究的目的是研究原因和结果的关系,即通过一个或多个实验组,用一个或多个控制处理后的实验组与未接受处理的对照组比较分析结果,研究因果关系。

实验研究与原因比较研究都是调查分析因果关系。但实验研究是在控制变量的情况下,进行比较分析,结果比较准确。

药事管理的实验研究与药学的其他实验性研究相比,虽然在实验设计上有许多相同之处,但在随机取样、变量函数的确定、结果的测量、条件的控制上均有许多差异,因果关系的准确度也不相同。无论是自然科学还是社会科学的实验研究,均包括以下主要环节:明确自变量、因变量;选取实验组与对照组;进行事前测量与事后测量。该方法的优点:可以控制自变量,可以重复,因果关系的结论比较准确。

它在药事管理研究中应用的弱点是具有人为性质,往往不能代表现实的社会实践规程,容易产生误差。

6.调查研究

调查研究既是一种研究方法,又是一种最常见的收集资料方法。作为一种研究方法,调查研究是以特定群体为对象,应用问卷访问测量或其他工具,经由系统化程序,收集有关群体的资料及信息,借以了解该群体的普遍特征。调查研究是收集第一手数据用以描述难以直接观察的大总体的最佳方法。

调查研究方法的一般特征是准确性较低,但可靠性较高。调查研究方法广泛应用于描述研究、解释研究和探索研究。

第二章　药事组织

第一节　药事组织概述

随着《药品生产质量管理规范》(GMP)、《药品经营质量管理规范》(GSP)认证工作在全国的逐步实施,药检所等机构或组织的名字越来越多地出现在人们的视野中。作为药学工作人员,要做好认证工作,必须理解并区别这些药学机构或组织的职能。

一、组织的概念与分类

(一)组织的概念

组织是人类社会生活中最常见、最普遍的社会现象,它的产生源于人类的生产斗争和社会斗争。在人与社会的联系中,组织承担着沟通的中介任务。在当今世界,组织的影响已经深入各个社会生活领域,如社会政治生活、经济生活、文化生活和家庭生活等。人们对组织的认识由来已久,那么组织的定义是什么呢?

不同的学者从不同的角度出发形成了不同的观点。切斯特·巴纳德将组织定义为:有意识地协调两个或多个人活动或力量的系统。曼尼认为组织的定义是:组织就是为了达到共同目的的所有人员协力合作的形态。布朗给组织下的定义是:为了推进组织内部各组成成员的活动,确定最好、最有效果的经营目的,最后规定各个成员所承担的任务及成员间的相互关系。路易斯·A·艾伦将组织定义为:为了使人们能够最有效地工作去实现目标而进行明确责任、授予权力和建立关系的过程。

无论是从哪个角度来定义组织,都可以看到组织具有以下特征。

(1)目的性:组织的目的性体现在组织目标上。任何一个组织都是为一定的目标而组织起来的。

(2)整体性:无论是组织的管理还是组织的活动,都具有系统性、整体性。

(3)开放性:组织作为社会的重要环节,取得稳定发展的条件之一是需要不断地与外界环境进行物质、能量、信息等交换。

因此,我们将组织定义为:人们为了实现一定的目标,互相协作结合而成的集体或团体。当然,这种定义只是将组织置于社会环境中来讨论,适合于社会管理范畴。

(二)组织的分类

1.从组织的规模程度去分类

可分为小型、中型和大型的组织。

同是医院组织,有个人诊所、小型医院和大型医院;同是行政组织,有小单位、中等单位和大单位。按这个标准进行分类是具有普遍性的,无论何类组织都可以作这种划分。以组织规模划分组织类型,是对组织现象表面的认识。

2.按组织的社会职能分类

可分为文化性组织、经济性组织和政治性组织。

文化性组织是一种人们之间相互沟通思想、联络感情、传递知识和文化的社会组织,如各类学校、图书馆、博物馆,都属于文化性组织。经济性组织是一种专门追求社会物质财富的社会组织,它存在于生产、交换、分配、消费等不同领域,工商企业、药品生产企业、银行等社会组织都属于经济性组织。而政治性组织是一种为某个阶级的政治利益而服务的社会组织,国家的立法机关、司法机关、行政机关、政党、军队等都属于政治性组织。

3.按组织内部是否有正式分工关系分类

可分为正式组织和非正式组织。

政府机关、军队、学校等社会组织内部存在着明确的组织任务分工、组织人员分工和正式的组织制度,它们属于正式组织。一个社会组织的内部既没有确定的机构分工和任务分工,没有固定的成员,也没有正式的组织制度等,这种组织就属于非正式组织,比如学术沙龙、文化沙龙、业余俱乐部等。

二、药事组织的概念与分类

(一)药事组织的概念

药事组织是指为了实现药学的社会任务,经由人为分工形成的各种形式的药事组织机构,以及药事组织内部、外部相互协作的关系。药事组织在药事管理中具有重要作用和普遍意义,从事药事活动的组织,其行为与公众的生命和健康密切相关。

在现实药事管理实践中,人们往往把药事组织机构、体系、体制,都称为药事组织。一般来说,"药事组织"的概念有广义和狭义之分。广义的药事组织是指以实现药学社会任务为共同目标而建立起来的人们的集合体。它是药学人员相互影响的社会心理系统以及运用药学知识和技术的专业技术系统;又是人们以特定形式的结构关系而共同工作的管理系统。狭义的药事组织是指为了实现药学社会任务所提出的目标,经由人为的分工形成的各种形式的组织机构的总称。本书中所提及的药事组织概念,以狭义为主。

(二)药事组织的分类

药事组织的具体任务可包括:研制新药、生产供应药品、保证合理用药、培养药师和药学家、管理并组织药学力量,为人类的健康实施全面的药学服务。因此,对于药事组织的分类,也从这些角度来进行。

1.按药学社会任务及组织的性质分类

(1)药品管理的行政组织:药品监督管理行政组织、药品行业规划管理行政组织。

(2)事业性医疗机构药房组织:医疗机构的药剂科或药学部。

(3)药品生产和经营组织:药品生产企业(即药厂、制药公司)、药品经营企业(即药品批发或零售企业、药店)。

(4)药学教育和科研组织。

(5)药学社团组织和学术组织。

2.按其社会功能和目标分类

(1)药品监督管理行政机构。

(2)药品技术监督机构。

(3)药品生产、经营组织具有法人资格的经济组织。

(4)医疗单位的药事组织。

(5)药学教育和科研组织。

(6)药事社团组织。

第二节　药事组织管理体制

一、国家药品组织管理体制的演变与发展

1.第一阶段(1978~1998 年)

食品药品监管法律法规体系逐步建立,药品监管逐步向法制化、规范化和专业

化方向发展。

1978 年,国家医药管理总局成立,统一管理中西药、医疗器械的生产、供应与使用,卫生部负责药政管理。1985 年 7 月 1 日,我国颁布并实施了第一部《中华人民共和国药品管理法》。1988 年,我国成立国家中医药管理局负责中药的管理,将中药监管的功能分离出来。

2.第二阶段(1998～2003 年)

食品药品监管体系进一步完善,法制建设、法制改革和制度建设得到全面加强。

1998 年 3 月,国务院直属国家药品监督管理局(SDA)成立,负责中西药、医疗器械等生产、流通、使用的监督和检验,将技术监督与行政监督统一起来。国家药品监督管理局于 1998 年 4 月 16 日正式挂牌成立,于 1998 年 8 月 19 日正式运行。此后,全国省及省以下药品监管机构相继组建,一个统一、权威、高效的药品监督执法体系在我国初步形成。

1998 年,国家对药品行业管理的职能进行了调整,在国家经济贸易委员会下设医药司,履行政府对医药行业管理的职能。将原国家医药管理局、国家中医药管理局、国内贸易部药品生产经营行业管理的职能移交给国家经贸委医药司。除中央部委设立专门机构进行药品的行业管理外,在省、地(市)、县经济贸易委员会下也设立了医药管理办公室,负责辖区内医药行业的管理工作。

2001 年 12 月 1 日,新修订的《中华人民共和国药品管理法》实施,进一步巩固了国家药品监督管理局的行政管理职能。

3.第三阶段(2003～2008 年)

食品药品安全监管受到前所未有的重视,成为政府社会公共事务管理的重要组成部分。

2003 年,国务院在国家药品监督管理局的基础上组建国家食品药品监督管理局(SFDA),仍然作为国务院直属机构。其主要职责是继续行使国家药品监督管理局的职能,并负责对食品、保健品、化妆品安全管理的综合监督和组织协调,依法组织开展对重大事故的查处。

2008 年,国务院在新一轮政府机构改革中再次对食品药品监管体制进行调整。国家食品药品监督管理局改由卫生部管理,负责食品卫生许可,监管餐饮业、食堂等消费环节食品安全,监管药品的科研、生产、流通、使用和药品安全。卫生部承担食品安全综合监督、组织协调和依法组织开展对重大事故查处,同时还负责组织制定食品安全标准和药品法典,以及建立国家基本药物制度。

4.第四阶段(2008 年至今)

2013 年,国家食品药品监督管理局改为国家食品药品监督管理总局(CFDA),成为国务院直属机构,不再隶属卫生部。这也是药监历史上第一次步入部级单位之列。这一改革,药监人用"四品一械"四个字概括了自己的机构职责,即对药品、保健品、餐饮食品、化妆品、医疗器械的生产流通全流程监管。

2018 年整合组建国家市场监督管理总局。单独组建国家药品监督管理局(NMPA),由国家市场监督管理总局管理。其主要职责是,负责市场综合监督管理,统一登记市场主体并建立信息公示和共享机制,组织市场监管综合执法工作,承担反垄断统一执法,规范和维护市场秩序,组织实施质量强国战略,负责工业产品质量安全、食品安全、特种设备安全监管,统一管理计量标准、检验检测、认证认可工作等。

二、药事组织管理体制机构的设置及职能配置

(一)药事组织管理体制机构的设置

从药品监督管理角度,可将我国的药事组织划分为以下几个部分。

1.药品监督管理行政机构

药品监督管理行政机构包括:①国务院药品监督管理部门。②省级、自治区、直辖市药品监督管理部门。③市级药品监督管理部门。④县级药品监督管理部门。

2.药品监督管理技术机构

药品监督管理技术机构包括:①中国食品药品检定研究院。②国家药典委员会。③国家药品监督管理局药品审评中心。④国家药品监督管理局药品评价中心。⑤国家药品监督管理局药品认证管理中心。⑥国家中药品种保护审评委员会。⑦国家药品监督管理局医疗器械技术审评中心。

3.药事组织机构

药事组织机构包括:①药学教育、科研组织。②药品生产和经营组织。③医疗机构药事组织。④药品管理行政组织。⑤药学社团组织。

(二)主要药品监督管理机构职能

1.国务院药品监督管理部门

国务院药品监督管理部门是国务院负责药品、医疗器械、化妆品安全监督管理的直属机构,是国务院主管药品监督的行政执法机构。

负责对药品(含中药、民族药,下同)、医疗器械、化妆品的研制、生产、流通、使

用进行行政监督和技术监督;负责食品、保健品、化妆品安全管理的综合监督、组织协调以及依法组织开展对重大事故查处;负责保健品的审批。

2.省级及下属药品监督管理部门

在国务院药品监督管理部门下,有省级、自治区、直辖市药品监督管理部门、市级药品监督管理部门、县级药品监督管理部门。主要负责行政区域内中西药、保健品、化妆品、医疗器械的行政监督管理工作。

3.中国食品药品检定研究院(原名中国药品生物制品检定所)

2010年更名为"中国食品药品检定研究院",加挂"国家市场监督管理总局医疗器械标准管理中心"的牌子,对外使用"中国药品检验总所"的名称。它是国家市场监督管理总局的直属事业单位,是国家检验药品生物制品质量的法定机构和最高技术仲裁机构。它依法承担实施药品、生物制品、医疗器械、食品、保健食品、化妆品、实验动物、包装材料等多领域产品的审批注册检验、进口检验、监督检验、安全评价及生物制品批签发,负责国家药品、医疗器械标准物质和生产检定用菌毒种的研究、分发和管理,开展相关技术研究工作。

4.国家药典委员会

国家药典委员会是国家市场监督管理总局的直属事业单位。国家药典委员会由主任委员、副主任委员、执行委员和委员组成。

国家药典委员会的任务和职责为:①制定和修订《中华人民共和国药典》(以下简称《中国药典》)及其增补本和各类药品标准。②组织制定和修订国家药品标准以及直接接触药品的包装材料和容器、药用辅料的药用要求与标准。③负责药品试行标准转为正式标准的技术审核工作。④负责国家药品标准及其相关内容的培训与技术咨询。⑤负责药品标准信息化建设,参与药品标准的国际交流与合作。⑥负责《中国药品标准》等刊物的编辑、出版和发行,负责国家药品标准及其配套丛书的编纂及发行。⑦承办国家市场监督管理总局交办的其他事项。

5.国家药品监督管理局药品审评中心

国家药品监督管理局药品审评中心(CDE)为国家市场监督管理总局直属事业单位。主要职责为:①药品审评中心是国家市场监督管理总局药品注册技术审评机构,为药品注册提供技术支持。②按照国家市场监督管理总局颁布的药品注册管理有关规章制度,负责组织对药品注册申请进行技术审评。③承办国家市场监督管理总局交办的其他事项。

6.国家药品监督管理局药品评价中心(国家药品不良反应监测中心)

国家药品监督管理局药品评价中心(CDR)为国家市场监督管理总局直属事业

单位。主要职责为：①承担国家基本药物目录制定、调整的技术工作及其相关业务组织工作。②承担非处方药目录制定、调整的技术工作及其相关业务组织工作。③承担药品再评价和淘汰药品的技术工作及其相关业务组织工作。④承担全国药品不良反应监测的技术工作及其相关业务组织工作，对省、自治区、直辖市药品不良反应监测中心进行技术指导。⑤承担全国医疗器械上市后不良事件监测和再评价的技术工作及其相关业务组织工作，对省、自治区、直辖市医疗器械不良事件监测机构进行技术指导。⑥承办国家市场监督管理总局交办的其他事项。

7.国家药品监督管理局药品认证管理中心

国家药品监督管理局药品认证管理中心（CCD）为国家市场监督管理总局直属事业单位。主要职责为：参与制定和修订《药物非临床研究质量管理规范》（GLP）、《药物临床试验质量管理规范》（GCP）、《药品生产质量管理规范》（GMP）、《中药材生产质量管理规范》（GAP）、《药品经营质量管理规范》（GSP）和《医疗器械生产质量管理规范》（医疗器械 GMP）及其相应的实施办法等。

8.国家中药品种保护审评委员会

国家中药品种保护审评委员会（国家市场监督管理总局保健食品审评中心）办公室是国家中药品种保护审评委员会的常设办事机构。国家中药品种保护审评委员会与国家市场监督管理总局保健食品审评中心实行一套机构、两块牌子管理。涉及保健食品技术审评事项时，以国家市场监督管理总局保健食品审评中心的名义实施。主要职责为：①负责国家中药品种保护审评委员会的日常工作。②负责组织国家中药保护品种的技术审查和审评工作。③配合国家市场监督管理总局制定或修订中药品种保护的技术审评标准、要求、工作程序以及监督管理中药保护品种。④负责组织保健食品的技术审查和审评工作。⑤配合国家市场监督管理总局制定或修订保健食品技术审评标准、要求及工作程序。⑥协助国家市场监督管理总局制定保健食品检验机构工作规范并进行检查。⑦负责化妆品的技术审查和审评工作。⑧配合国家市场监督管理总局制定或修订化妆品审评标准、要求及工作程序。⑨承办国家市场监督管理总局交办的其他事项。

三、我国药品监督管理体制

1.我国药品质量监督管理的性质

我国药品质量监督管理具有预防性、完善性、促进性、情报性及教育性。

2.我国药品质量监督管理的原则

（1）以社会效益为最高准则。药品是防病治病的物质基础，保证人民群众用药安全、有效是药品监督管理工作的宗旨,也是药品生产、经营活动的目的。因此,药品质量监督管理必须以社会效益为最高准则。

（2）质量第一的原则。药品是特殊商品,药品的质量至关重要,符合质量标准要求,才能保证疗效;否则将无效,甚至贻误病情。因此,质量问题直接关系到患者的生命安全,我们自始至终应该把药品的质量放在首位。

（3）法制化与科学化高度统一的原则。总结以往经验,要搞好药品监督管理工作,必须对其立法,做到有法可依、有法必依、执法必严、违法必究。同时,必须依靠科学的管理方法,如严格执行《药品生产质量管理规范》（GMP）、《药品经营质量管理规范》（GSP）,推广应用现代先进的科学技术等来促进药品监督管理工作。《药品管理法》《药品管理法实施办法》《药品生产质量管理规范》的颁布实施就是对药品科学的监督管理赋予了法定性质。

（4）专业监督管理与群众性的监督管理相结合的原则。为了加强对药品的监督管理,国家设立了药品监督管理机构,专门负责药品监督管理工作。在药品生产、经营企业和医疗单位设立药品质检科室,开展自检活动。还设立了群众性的药品质量监督员、检验员,开展监督工作。这三支力量相结合,发挥着越来越大的作用。

第三节　药品生产与经营组织

在我国药品生产、经营组织的典型结构是药品生产企业和药品经营企业,在欧美称为制药公司、社会药房,在日本称为制药株式会社、经营株式会社和社会药局。虽然名称各异,但其主要功能、作用都是生产药品和经销药品。

一、企业

（一）企业的定义

一般来说,企业是指从事生产、流通和服务活动,为社会提供商品（或服务）,以营利为目的而自主经营的,具有法人资格的经济组织。

对企业概念的基本理解:

（1）企业是在社会化大生产条件下存在的,是商品生产与商品交换的产物。

（2）企业是从事生产、流通与服务等基本经济活动的经济组织。

（3）就企业的本质而言,它属于追求盈利的营利性组织。

（二）企业的特征

所谓企业的特征，就是企业自产生以来各行各业、各种类型的企业共同的质的相似，也是区别企业与非企业的根本所在。企业作为独立的经济组织，一般应同时具备以下特征：

1.组织性

企业不同于个人或家庭，它是一种有名称、组织机构、规章制度的正式组织。而且，它不同于靠血缘、亲缘、地缘或神缘组成的家族宗法组织、同乡组织或宗教组织，而是由企业所有者和员工主要通过契约关系自由地（至少在形式上）组合而成的一种开放的社会组织。

2.经济性

企业作为一种社会组织，不同于行政、军事、政党、社团组织和教育、科研、文艺、体育、医卫、慈善等组织，它本质上是经济组织，以经济活动为中心，实行全面的经济核算，追求并致力于不断提高经济效益。它也不同于政府和国际组织对宏观经济活动进行调控监管的机构，它是直接从事经济活动的实体，和消费者同属于微观经济单位。

3.商品性

企业作为经济组织，不同于自给自足的自然经济组织，而是商品经济组织、商品生产者或经营者、市场主体，其经济活动是面向、围绕市场进行的。不仅企业的产出（产品、服务）和投入（资源、要素）是商品——企业是"以商品生产商品"，而且企业自身（企业的有形、无形资产）也是商品，企业产权可以有偿转让——企业是"生产商品的商品"。

4.营利性

企业作为商品经济组织，不同于以城乡个体户为典型的小商品经济组织，它是发达商品经济即市场经济的基本单位，是单个的职能资本的运作实体，以获取利润为直接、基本目的，利用生产、经营某种商品的手段，通过资本经营，追求资本增值和利润最大化。

5.独立性

企业还是一种在法律上和经济上都具有独立性的组织，它（作为一个整体）在社会上完全独立，依法独立享有民事权利，独立承担民事义务、民事责任。它与其他自然人、法人在法律地位上完全平等，没有行政级别、行政隶属关系。它不同于民事法律上不独立的非法人单位，也不同于经济（财产、财务）上不能完全独立的其他社会组织，它拥有独立的、边界清晰的产权，具有完全的经济行为能力和独立的经济利益,实行独立的经济核算,能够自决、自治、自律、自立,实行自我约束、自我激励、自我改造、自我积累、自我发展。

二、药品生产企业

药品生产企业,是指生产药品的专营企业或者兼营企业。药品生产企业是依法成立的,从事药品生产活动,给社会提供药品、具有法人资格的经济组织。

开办药品生产企业必须具备如下条件:

(1)有依法经过资格认定的药学技术人员、工程技术人员及相应的技术工人。

(2)有与药品生产相适应的厂房、设施和卫生环境。

(3)有能对所生产药品进行质量管理和质量检验的机构、人员及必要的仪器设备。

(4)有保证药品质量的规章制度,并符合国务院药品监督管理部门依据《药品管理法》制定的药品生产质量管理规范要求。

三、药品经营企业

药品经营企业,是指经营药品的专营企业和兼营企业。药品经营企业分为药品经营批发企业和药品经营零售企业,前者习惯称为医药公司或中药材公司,后者习惯称为零售药房(药店)。按照所经营品种分为经营西药的医药公司,经营中药材、中成药的中药材公司,西药房和中药房。零售药店又可分为连锁药房和独立药房,以及定点零售药店。

开办药品经营企业必须具备如下条件:

(1)有依法经过资格认定的药师或其他药学技术人员。

(2)有与所经营药品相适应的营业场所、设备、仓储设施和卫生环境。

(3)有与所经营药品相适应的质量管理机构或者人员。

(4)有保证药品质量的规章制度,并符合国务院药品监督管理部门依据《药品管理法》制定的药品经营质量管理规范要求。

第四节 其他药事组织

一、药学教育组织

药学教育组织的主要功能是教育,是为维持和发展药学事业,培养药师、药学家、药学工程师、药学企业家和药事管理干部的机构,属于药学事业性组织。药学教育组织的目标是双重的,既出药学人才,又出药学研究成果。对社会来说,教育的功能是"揭示",而不是"实施",其重要作用只有在长期的发展中才能体现出来。药学教育应不断深化改革,建立教育新体制的基本框架,培养和造就一批高水平的具有创新能力的人才,以主动适应经济社会的发展。

药学教育组织一般比较稳定。它们的子系统基本上可以按学科专业类型划分,或以学历层次划分,也可以根据办学形式划分。我国现代药学教育经历了近百年的发展历程,已形成由高等药学教育、中等药学教育、药学继续教育构成的多层次、多类型、多种办学形式的药学教育体系。

至 2005 年底,全国设置有药学、中药学、药物制剂、制药工程等专业的全国普通高等学校共 443 所,其中本科院校 257 所。有 50 多所高校和药物研究所招收药学类各专业研究生。药学继续教育主要由设有药学类专业的高等学校、中等学校和药学会承担。

二、药学科研组织

药学科研组织的主要功能是研究开发新药、改进现有药品,以及围绕药品和药学的发展进行基础研究,提高创新能力,发展药学事业。

药学科研组织可分两大类,即独立的药物研究机构或企业和附设在高等院校、大型制药企业、大型医院中的药物研究所(室)。随着改革的深入发展,我国药学教育和药物科研的机构和体制发生了较大变化,药物科研组织处于从事业性组织向企业化过渡的阶段。

三、药学学术团体

(一)中国药学会(CPA)

中国药学会成立于 1907 年,是我国成立较早的学术性社会团体之一。1992年恢复后加入了国际药学联合会(FIP),是亚洲药物化学联合会(AFMC)的发起成员之一。

中国药学会是依法成立的由全国药学科学技术工作者组成的具有学术性、公益性、非营利性的社会团体,是民政部批准登记的法人社会团体,是中国科学技术协会的组成部分,是党和政府联系药学科学技术工作者的桥梁和纽带,是推动中国药学科学技术事业发展的重要社会力量。

中国药学会的宗旨:团结和组织广大药学科学技术工作者,实施科教兴国和可持续发展战略,促进药学科学技术的繁荣与发展、普及与提高,促进药学人才的成长,促进药学科学技术与经济的结合,为我国社会主义现代化建设服务,为药学科学技术工作者服务。

中国药学会的任务:①开展药学科学技术的国内外学术交流,编辑、出版、发行药学学术期刊、书籍,发展同世界各国及地区药学相关团体、药学科学技术工作者的友好交往与合作。②举荐药学人才,表彰、奖励在科学技术活动中取得优异成绩的药学科学技术工作者。③开展对会员和药学科学技术工作者的继续教育培训。④普及推广药学以及相关学科的科学技术知识。⑤反映药学科学技术工作者的意见和要求,维护药学科学技术工作者的合法权益。⑥接受政府委托,承办与药学发展及药品监督管理等有关的活动,组织药学科学技术工作者参与国家有关项目的科学论证和科学技术与经济咨询。⑦开展医药科研成果中介服务,组织医药产品展览、推荐及宣传活动,举办为会员服务的事业和活动。⑧依法兴办符合本会业务范围的事业与企业单位。中国药学会根据药学发展的需要设立专业委员会,选举产生正、副主任委员,现有 15 个专业委员会。中国药学会的办事机构为秘书处。秘书处内设办公室、组织工作部、学术部、编辑出版部、继续教育与科普部、国际交流部、咨询服务部。

(二)药学协会

我国的药学协会主要有中国医药企业管理协会、中国化学制药工业协会、中国非处方药物协会、中国医药商业协会、中国中药协会、中国医药教育协会和中国执业药师协会。

1.中国医药企业管理协会

中国医药企业管理协会成立于 1985 年,是我国医药工商企业界的社会团体。主要从事人员培训、企业咨询、理论研究、信息服务等工作,编辑出版《医药企业管理简讯》《医药企业》杂志。

2.中国化学制药工业协会

中国化学制药工业协会(CPIA)成立于 1988 年,它是全国性的工业行业性、非营利性的社会组织,是化学制药工业全行业的社会经济团体,也是政府与企业之间的桥梁和纽带,承担政府部门委托的行业管理任务。

3.中国非处方药物协会

中国非处方药物协会(CNMA)的前身为中国大众药物协会,成立于 1988 年,并加入了世界大众药物协会。该协会采取团体会员制的组织形式。

中国非处方药物协会的任务:①代表会员利益,通过调查研究,向政府有关部门提出有关药品分类管理和非处方药物科研、生产和经营政策法规等方面的建议。②向会员单位提供咨询、培训和信息服务,以促进非处方药物方面的技术进步,提高非处方药物产品质量,确保消费者方便地获得安全、有效的非处方药物产品。③借鉴国内外先进经验,推进非处方药物研究开发和生产经营,宣传使用非处方药物进行自我治疗的知识,传播现代管理方法和手段,促进企业管理现代化。④通过组织研讨会、经验交流会、联合开发、开展医药科研成果中介和推广活动等形式,加强会员间的联系与合作。⑤组织形式多样的对外交流活动,加强与相关国际组织、国家或地区性非处方药物协会及有关企业的联系与合作,以及承担政府部门委托的工作任务。

4.中国医药商业协会

中国医药商业协会(CAPC)成立于1989年,是医药商业系统的行业组织。

中国医药商业协会的主要任务:①反映会员要求,协调会员关系,维护会员单位的合法权益。②开展医药流通行业、地区医药经济发展调查研究,向政府部门提出医药流通行业发展规划和重大经济政策、立法方面的意见和建议。③研究市场发展趋势,组织和指导商品交流,促进各种形式的经济合作,引导企业用科学发展观进行科学决策,增强抵御风险能力。④搜集、统计、整理并反馈行业统计、品种、物价等基础资料,开展市场调研预测,编辑协会刊物,进行国内外和行业内外的信息交流。⑤开展咨询服务,提供国内外医药经济技术信息和市场信息,开展国内、国际医药流通企业管理技术交流与经济合作。⑥组织医药流通、企业人才、技术和有关专业培训,指导帮助企业改善经营管理,提高企业管理水平。⑦参与制定和修订行业准入、行业管理、市场竞争规则、GSP认证等行业标准,组织企业贯彻实施;参与药品经营企业市场准入方面的有关工作及资格审查。⑧建立行业自律机制、制定行业道德准则、诚信服务等行规行约,规范行业自我管理行为,协调同行价格争议,维护行业内公平竞争。⑨积极开展国际交往,与国外同类协会和有关行业建立合作交流关系,组织做好对国外先进经验的消化、吸收工作,以及承办政府医药主管部门委托的其他有关事宜。

5.中国中药协会

中国中药协会(CATCM)由原全国中药经济研究会和中国中药企业协会合并组成,2001年5月在北京成立,首批会员单位392家。

中国中药协会的主要任务:①制定有关中药行业行规行约。②对新办中药生产经营企业进行前期咨询调研。③参与制定本行业技术标准,并组织实施。④规范中药行业价格。⑤组织开展行业信息统计工作。⑥组织行业技术咨询、培训、协作和技术交流。⑦组织推广中药行业优质服务活动。⑧开展国际技术交流与合作,以及承担政府有关部门委托的任务。

6.中国医药教育协会

中国医药教育协会(CMEA)成立于 1992 年 11 月,是医药教育的全国性群众团体。

中国医药教育协会的主要任务:①参与全国医药教育与培训的规划、计划以及有关方针、政策的研究和讨论,为有关部门决策提供参考依据和建设性意见。②接受业务主管部门和其他政府有关部门委托的医药教育与培训研究课题或有关的任务。③为我国高等药学院校、各级职业技术学校及各级各类办学机构的教育改革和医药企事业单位的教育和培训提供咨询和服务。④调查研究医药教育与培训工作中的情况和问题,总结推广医药教育改革的成果和经验。⑤参与医药教育和培训的教学活动,举办各种培训进修班,组织编写有关教材。⑥开展医药教育与培训的理论研究和学术交流活动,加强同其他群众团体、组织的联系,参加国内外有关学术团体的活动。⑦开展国际有关医药教育与培训的学术交流和合作。⑧组织出版医药教育与培训的学术刊物和资料。

7.中国执业药师协会

中国执业药师协会(CLPA)成立于 2003 年 2 月,它是全国执业药师以及药品生产、经营、使用单位和医药教育机构,以及地方执业药师协会等相关单位自愿结成的专业性、全国性、非营利性的社会团体。

中国执业药师协会的主要职责:①宣传、贯彻国家有关法律、法规和政策。②调查统计执业药师及药学业务工作等情况,组织开展临床药学、合理用药及执业药师管理、药品监督管理等方面研究工作。③向政府有关部门提出政策建议,向药品生产、经营、使用单位及执业药师提供药学信息和健康知识服务,维护执业药师的合法权益。④开展执业药师继续教育及考试培训工作。⑤组织开展国内、国际执业药师学术交流与合作。⑥加强执业药师执业行为规范和职业道德建设。⑦接受并开展法律法规规章授权和政府有关部门委托的执业药师管理。⑧建立执业药师网站、编辑、出版学术刊物和有关资料等。

第三章　药品采购存储与质量管理

第一节　药品采购与验收入库

一、药品采购

一般三级综合医院的药品品种有 1200~1500 种,二级综合医院有 800~1200 种。医院药品采购工作的特点是品种多、专业性强。

(一)药品采购原则

1.保证质量

药品是特殊商品,药品质量取决于药品的生产、流通、使用各环节的管理,《药品管理法》对药品的各环节做出了严格的规定。根据规定,药品生产企业必须按《药品生产质量管理规范》(GMP)组织生产,并对其生产的药品进行质量检查,不符合国家标准的药品,不得出厂;药品经营企业须有保证质量的制度和措施,按照《药品经营质量管理规范》(GSP)经营药品。需要注意的是,通过 GMP 认证的生产企业,药品质量仍存在差异。医疗机构药品采购必须把好购入药品质量关,坚持质量第一的原则。

为了保证医院药品的质量,防止假劣药品进入医院,应对药品供应商进行资质审核。资质审核应由药学部门成立的药品质量监督组负责初审后,报医院药事管理组织讨论、批准。审核应按照严格的程序,对参评公司的营业执照、药品经营许可证、GSP 认证证书、企业法人代码、税务申报表及药品供应目录进行审核,审核其有效性、合法性及资质信誉;审核参评公司是否按照国家药品监督管理部门制定的规范经营药品,考查公司的供应能力及质量保障体系的可靠性,通过逐一评比,选择合适的药品供应商。

2.价格合理

药品价格一般分为出厂价、批发价和零售价。药品出厂价一般由药品生产企业根据药品生产成本制定;在出厂价基础上,加上一定的流通管理成本形成药品批发价;药品批发价按照规定的批零差价形成药品零售价。长期以来,按照药品管理权限级别划分,药品的零售价一直由国家或省级物价部门制定,统一管理,要求各医院药品零售价不得超过最高限价。目前,药品价格管理主体发生了变化,麻醉药品、一类精神药品等特殊药品的零售价一般由政府物价管理部门审核后确定,由政府统管;除此之外,其他西药、中成药、中药饮片、中药免煎颗粒的零售价一般由企业自主制定。

药品采购部门应根据医院的性质、服务对象的需求,正确处理药品质量和价格的关系,在保证药品质量的前提下,体现优质优价、价格合理的原则。目前药品采购多通过招标、议价等方式获得较为合理的药品价格。药品采购可通过省级药品集中采购平台进行阳光采购,及时发现药品价格问题,可降低个别医院采购价格高的药品的问题,有利于降低药品价格,让利于患者。

近年来,国家卫生计生委为解决"以药养医"等问题,大力推行医改新政,其中包括取消西药和中成药的购销加成,让利于患者。2017 年 9 月前,公立医院全部取消了药品加成;同时要求药品采购实施"两票制",即药品生产企业到药品经营企业、药品经营企业到医疗机构分别开一次票,减少中间环节,进一步降低药品价格。

3.计划采购

药品采购须遵循计划性原则,药品采购应以满足临床药物治疗为目的。制订药品采购计划时,一方面要求采购人员根据临床用量精打细算;另一方面要求处理好各类药品在计划中的比例关系,根据需要和可能,保证基本药物、抢救药品和常用药品优先采购供应。

药品采购计划可分为年计划、月计划、周计划和临时采购计划等。目前,年度计划一般由医院和药品经营企业的法人代表在双方协商确定后签订"购销合同",从总体上规定提供的药品品种、金额、数量以及购药款项的汇付方式等,由供药方按计划分批供应。为实现采购计划的科学化,可借助 HIS 系统,根据近期实际用量计算出采购数量、最低库存报警线、最高库存报警线,自动生成采购计划,可保障临床用药需求并避免库存积压。

4.主渠道供应

为了保证医院药品供应的连续性和稳定性,医院药品采购应在药品供应商资质论证的基础上将采购的主要品种、数量集中于数个大型医药公司。大型药品供应商一般品种多、规格全,有良好的质量保证体系,能满足大部分临床需求。由于其货源充足、经济实力强,可根据医院需要,迅速、持续地为医院供应药品。但是在市场经济的条件下,一些中小药品供应商也各有特色,是医院药品供应不可缺少的一部分,因此医院也应选择数个中小型药品供应商作为主渠道供药的补充,以满足临床供药多样性和随机性的要求。

(二)药品采购计划的编制与审批

制订适宜的药品采购计划是做好药品供应工作的关键。药品计划的制订首先要保证临床用药;其次要尽量减少库存,防止积压;再次要合理分配资金,加速周转。因此,编制药品采购计划应遵从下列原则:

(1)以《国家基本医疗保险、工伤保险和生育保险药品目录》为基础,按照本医疗机构《基本用药供应目录》,结合医院性质、工作范围及各科室需求制订。

(2)参考医院近期药品消耗、药品库存及经费分配情况,制订出需要药品的品种、规格、数量。在药品计划编制中也有一些计算公式可以利用,但更多的还是根据临床药品使用经验和当前药品用量变化情况,编制切实可行的药品采购计划。

(3)充分考虑各类药品在计划中的比例,保证常用药物的供应,做到基本药物、抢救药品优先保证供应。

(4)分析药品市场供需变化情况,对临床需求量大、疗效确切、价格合理、效期长、市场上短缺的药品要适当增加计划量;对市场上滞销品种应限制计划量。

(5)根据季节变化调整药品供应计划,以防季节性供应脱节。

药品采购计划是预测性较强的工作,计划合理可减少浪费和不必要的损失。因此在编制药品采购计划时,要根据本医院的用药情况认真分析,保证参考数据的准确性,才能使制订的计划趋于合理。一般药品采购计划可分为月计划、周计划和临时采购计划。药品采购计划,应根据药事管理组织制订的药品采购计划编制原则,按审批采购程序组织实施。药品采购月计划:根据《基本用药供应目录》及药品消耗量制订,一般月计划应由药学部门负责人审核批准;药品采购周计划:将月计划分4次,每周执行的采购计划,由药库负责人负责审核,并留存备查;药品临时采购计划:为临床特殊需求提出的临时性采购计划,用药时间短、计划急、用量少。各有关临床科室依据治疗的特殊需求提出申请,经医务部门签署意见,由药学部门负责人审核批准、药库负责落实执行。

各医院管理体制不同,药品采购计划的审批也不完全一样,流程不尽相同。各医院药品采购计划的审批可由医院药事管理组织确定。

(三)药品采购实施

药品采购包括从采购计划生成,到药库收到药品、验收合格,确定向供药单位付款为止的全过程。

目前,医疗机构药品采购的方式和方法,主要采取政府主导的集中采购方式。

全面实行政府主导、以省（自治区、直辖市）为单位的网上药品集中采购工作。

1.药品集中采购组织

各省（区、市）人民政府负责组织建立药品集中采购领导机构、工作机构和非营利性的药品集中采购平台，确保采购平台功能完善、设施齐全，并对药品集中采购工作机构的人员编制、经费补助等给予积极支持。有条件的地区可建立财政全额补助的集中采购机构，具体负责药品集中采购的实施工作，形成由政府组织推动、医疗机构和药品生产流通企业通过采购平台交易的购销方式。

2.药品集中采购目录

各省（区、市）要制定药品集中采购目录，列入《国家基本药物目录》的药品，按照国家基本药物制度规定执行。除中药材和中药饮片外，医疗机构使用的其他药品原则上全部纳入集中采购目录。国家实行特殊管理的麻醉药品和第一类精神药品、第二类精神药品和医疗用毒性药品等品种分别在采购平台按规定进行集中采购。

3.药品集中采购办法

对纳入集中采购目录的药品，实行公开招标、网上竞价、集中议价、直接挂网以及直接执行政府定价采购等方式。对经过多次集中采购、价格已基本稳定的药品，可采取直接挂网采购的办法，具体品种由省级集中采购管理部门确定。为减少药品流通环节，药品集中采购由药品生产企业直接投标，由生产企业或委托具有现代物流能力的药品经营企业向医疗机构直接配送，原则上只允许委托一次。如被委托企业无法向医疗机构直接配送，经省级药品集中采购管理部门批准，可委托其他企业配送。

4.药品集中采购实施

医疗机构药品集中采购工作，要以省（区、市）为单位组织开展：县及县以上人民政府、国有企业（含国有控股企业）等下设的非营利性医疗机构，应全部参加药品集中采购。鼓励其他医疗机构参加药品集中采购活动。要充分考虑各级各类医疗机构的临床用药需求特点。医疗机构按申报集中采购药品的品种、规格、数量，通过药品采购平台采购所需的药品。

5.药品集中采购合同执行

医疗机构要与中标（入围）药品生产企业或其委托的批发企业签订药品购销合同，明确品种、规格、数量、价格、回款时间、履约方式、违约责任等内容。合同采购数量要以医疗机构上年度的实际药品使用数量为基础，适当调整后确定。药品企业和医疗机构须严格按照《中华人民共和国合同法》等规定，履行药品购销合同规定的责任和义务,合同周期一般不低于 1 年。医疗机构必须按照药品购销合同确定的品种、数量、价格和供药渠道采购药品,不得擅自采购非中标药品;必须严格按照合同约定的时间及时回款。药品企业未按合同生产供应药品或医疗机构未按合同规定采购药品以及逾期不能回款的,应支付一定比例的违约金。

(四)药品采购质量管理

凡首次使用的品种应进行药学评价及质量审核,内容包括:

(1)向供药单位或生产企业索要能证明该品种合法性和质量的有关批文及有关质量资料。

(2)根据医院的要求办理必要的申报手续,签署质量保证协议,药品质量管理组织对该品种进行质量审评。

(3)购药前必须对其质量进行考查,要求出具质量检验报告。

(4)对首次购入的药品,应审核有关药品质量文件。进口药品,须验收进口药品注册证、口岸药品检验部门的药品检验报告单。国产药品,须验收药品注册证、药品检验部门的药品检验报告单。有条件的单位还可取样抽检,合格后方可使用。

二、药品入库验收

药品购入后首先须办理药品入库业务,包括清点数量、检查质量、入库等一系列手续。加强药品的入库验收工作,是保证药品质量、做好药品质量管理工作、保证临床用药安全的一个重要环节。

(一)药品入库验收的目的与要求

药品入库验收的目的是保证入库药品质量、数量准确、质量完好、防止不合格药品和不符合药品包装规定要求的药品入库。药品验收的基本要求包括数量准确、质量符合规定、说明书符合规定、包装无损、记录完整、交接清楚。

药品入库前首先进入待验区,由药品验收员根据入库凭证内容核对后,再按批号逐批进行质量检查,并填写验收记录,确认合格后由验收人员签名,向保管人员办理交接手续。验收合格的药品应及时入账并打印入库单。验收不合格的药品不得入库。

(二)药品验收条件

关于药品验收依据,国产药品均应依据现行版《中国药典》、药品注册标准和其他药品标准验收。直接从国外进口的药品必须依据《药品进口管理办法》规定的质量标准,经国务院药品监督管理部门指定的药品检验机构检验合格,凭"进口药品检验报告书"验收。购进国产药品、进口药品除按上述规定严格验收外,在签订合同时,如另有质量要求和条款,应按合同规定验收。

药品验收条件包括人员、场所和设备条件。药品验收员应是经过专业培训、熟悉药品性能,熟悉药品采购管理规定和工作流程,具有一定独立工作能力的药学专业技术人员,视力在 0.9 及以上,无色盲、色弱。非药学专业技术人员不得从事药品验收工作。医疗机构应有与入库业务相适应的专门验收场所,要求光线充足、环境清洁、符合验收条件,配备与验收工作相适应的设备,如天平、量具、灯检台、药品扫码设备及其他辅助工具。

(三)药品入库质量验收制度

购进药品严格执行入库验收制度及财务管理制度,确保药品质量,做到账物相符。不符合规定要求的药品拒绝入库,对于药品质量不稳定的供货单位要停止从该单位采购。采购麻醉药品、精神药品、毒性药品和易制毒化学品等特殊管理的药品时应严格按照《麻醉药品和精神药品管理条例》《医疗用毒性药品管理办法》《易制毒化学品管理条例》执行。

三、药品出库管理

药品出库是药库向各调剂部门发出药品的过程,包括备药、验发和销账等步骤。

(一)备药

各调剂部门根据临床使用情况填写申请领药计划单,填写药品名称、规格、数量、请领部门、请领人等内容。药库保管员根据申请领药计划单备药,生成药品出库单并填写实际发药数量、单价、发放日期、发放人等内容。使用计算机管理系统的医疗机构,可自动生成领药计划,并可进行人工调整品种及数量,网上传送药品请领计划。药库保管员审核药房请领计划后,打印药品出库单进行备药。药品备药应按剂型、依领药单顺序依次备药,并整齐码放在待发区,以备验发。药品备发应遵守"先进先出、近效期先出"的原则,确保库存药品始终保持在远效期的良好状态。

(二)验发

药品管理人员对备发的药品按领药单逐品种核对,核对药品名称、规格、数量、生产厂家及有效期,应保证发出的药品有效期在半年以上。核对无误后,由送药人员将药品送到相应调剂部门,完成药品出库。

麻醉药品、精神药品、医疗用毒性药品等特殊管理药品出库时,应按照相应管理规定,由专管人员清点药品,装入出库周转箱加锁,亲自押送到调剂部门,经调剂部门专管人员清点、验收、入保险柜后,完成药品出库。

(三)销账

药品发出后,药品保管员应凭发药单一联及时在物卡销账,并及时将二联交账务管理员出账。使用计算机管理系统的医疗机构,药库管理人员核对发药单后点击"确认"后即可自动出账。

第二节　药品储存与养护管理

一、药库的分类与基库设施

各医疗机构应根据医院的规模及临床工作需要,设置西药库、中成药库、中药饮片库、危险品库及麻醉药品和精神药品库。《药品管理法》及《药品经营质量管理规范》中对药品储存库房的设施、设备与温度有较为具体的要求。库房的相对湿度应保持在35%～75%。

(一)药库分类

1.常温库

库内温度应保持在0～30℃,用于一般化学性质较稳定的药品的存放与保管。但是对于在寒冷季节低温条件下容易析出结晶的药品(如甘露醇注射液),库内温度应保持在16℃以上。

2.阴凉库

库内温度应保持在20℃以下,用于存放药品质量易受高温影响的药品及中药材。

3.冷藏库

库内温度应保持在2～10℃,用于一般化学性质不稳定的药品的存放与保管,以及生物制品、血液制品、基因药物等受热易变质失效的药品的储存与保管。

4.专用药品库

包括麻醉药品、第一类精神药品库;存放医疗用毒性药品的毒品库;存放易燃、易爆药品的危险品库;存放放射性药品的库房应设在核医学科,由核医学科负责管理。

(二)药库设施

1.检测和调节温、湿度设施

检测温、湿度的设备主要为温湿度计;调节温、湿度的设施设备主要有加湿器、除湿器以及使用吸潮剂、干燥剂或去湿剂,制冷设备、暖气设备或取暖设备。

2.通风和排水设施

药库应具备排气扇、通风窗口或通风管道;药库四周应具备排水沟,严防药库内或四周积水。

3.药品垛垫

保持药品与地面有一定距离,以防药品直接放在地面吸潮、发霉和变质。

4.储藏和防尘设施

主要有药品架、药品柜、密集柜、铁皮柜、篷布和防尘布等。

5.避光设施

药品严防阳光直射,通风口和窗口应加遮光板、百叶窗、遮光窗帘等,门窗玻璃应尽量采用散射玻璃。

6.照明设施

仓库内电器、照明的设计要符合安全用电的要求,各类熔断、保险和配电设备齐全;危险品仓库使用防爆照明灯具。

7.防鼠和防虫设施

安装防鼠板,仓库应设置捕鼠、杀虫等措施。

8.特殊管理药品保管设施

存放特殊管理药品的柜子要牢固、加锁,专柜、专库存放,并具备防盗功能,安放防盗报警器。

9.消防安全设施

主要有消防栓、安全水阀、灭火器、沙箱、铁锹、防火报警器和防盗报警器。若条件允许,可安装防火喷淋设施。

10.信息处理设施

各类账目、登记簿、登记卡、指示牌和统计资料应齐全。应用计算机管理,使药品仓库的管理、养护以及信息处理等多环节实现现代化。

11.办公设施

仓库办公设备主要有办公桌、办公椅、资料柜、计算机或网络终端等基本办公设备以及必备的专业工具书。

12.搬运设施

应根据药品库房规模大小配备必要的搬运工具,主要有活动梯、周转箱和开箱工具等。交通工具有手推车或电瓶运输车等。

二、药品的储存养护管理

(一)药品的储存内容

药品应按其质量性能要求分类储存。目前,广泛采用"分区分类、货位编号"的管理方法,即药品按剂型分成注射剂、片剂、胶囊剂、糖浆剂、外用剂等类别,采取同类药品集中存放的办法保管。然后选择每一类药品最适宜存放的地点,把存放地点划分为若干个货区,每个货区又划分为若干货位,并按顺序编号。

1.分区分类管理

分区即是根据仓库保管场所的建筑、设备等条件,将库分为若干个保管区,以便分区储存一定种类的药品。分类即是将仓储药品按其自然属性、养护措施等划分为若干个类别,分别存放于常温库、阴凉库、冷藏库、麻醉药品和第一类精神药品库、医疗用毒性药品库和危险品库。

2.货位编号

应制定货位编号规则,标志设置要适宜,编号顺序要一致,段位间隔要恰当。将仓库范围的库房、仓间、货架按顺序编号,标志应便于识别。药品按照编号固定地点存放,易于查找和存取,缩短出入库操作时间。

3.色标管理

库房储存药品,按质量状态实行色标管理,合格药品为绿色,不合格药品为红色,待确定药品为黄色。库房相应区域:合格区为绿色,待验区为黄色,退货区为红色。

(二)药品养护的必要条件

1.分类储存药品的养护

应按照质量标准"贮藏"项下规定的要求条件分类储存。对每一种药品,应根据贮藏温湿度要求,分别储存于冷库、阴凉库、常温库内。药品按不同属性分类,并存放在指定位置。做到内服药与外用药分开、注射剂与口服药分开、品名易混淆的分开;将特殊管理药品专区存放;按效期远近依次堆放,对中药材的储存应做到分库储存。

2.药品码垛

药品按批号堆码,不同批号的药品不得混垛,垛间距不小于 5cm,与库房内墙、顶、温度调控设备及管道等设施间距不小于 30cm,与地面间距不小于 10cm。药箱码放须平稳、整齐,不得倒置。对一些包装不坚固或过重药品,不宜码放过高,以防下层受压变形。长期存放药品应定期翻码整垛。码垛时应注意符合防火规定,要与防火门等电器装置保持一定距离,利于药库检查、药品搬运和消防工作。

3.专人管理

养护应设专职或兼职管理人员,配备必要的仪器设备,制订管理计划,建立管理档案。每个月由药品库房管理人员对药品质量进行检查,每天做好库房温湿度记录,注意库房通风换气,并做好检查记录。检查发现内包装破损的药品,由于破损、变质、过期不可用的药品,应清点登记,列表上报,必要时监督销毁,由监销人员签字备查,不得随便处理。检查时若发现药品质量有疑问,要及时送检。

三、药品储存质量管理

(一)药品效期管理制度

药品发放时要注意药品的有效期,过期药物必须立即封存,不得流出药库。每个月应检查药品的有效期,近效期药品应尽快调剂使用,避免造成经济损失。对调剂使用有困难的药品应及时与供应商联系更换,对已过效期的药品应及时申请报废处理。对于滞销药品也应及时办理退货,避免造成经济损失。

(二)药品储存条件监控与在库药品养护制度

药品应按先进先出、近效期先出的原则发放;对在库的药品应定期进行质量抽查,注意药品的在库养护,每日记录库房温、湿度变化,库房要注意通风,防霉、防潮、防虫,尤其是对一些中药的保存更要注意;发现有生虫、霉变等质量变化时,应及时停止发放,已发出的要回收,并及时处理。特殊药品应按要求保存在特定环境中。每个月进行药品质量分析。

第三节　药品质量监督管理

一、药品的质量特性

药品质量特性是指药品与满足预防、治疗、诊断人的疾病,有目的地调节人的生理功能的要求有关的固有特性。药品质量特性包括有效性、安全性、稳定性、均一性四个方面。

1.有效性

药品的有效性是指在规定的适应证、用法和用量的条件下,能满足预防、治疗、诊断人的疾病,有目的地调节人的生理功能的要求。有效性是药品质量的固有特性。我国对药品的有效性按在人体达到所规定的效应的程度,可分为"痊愈""显效""有效"。国际上有的国家则采用"完全缓解""部分缓解""稳定"来区别。

2.安全性

药品的安全性是指按规定的适应证和用法、用量使用药品后,人体产生不良反应的程度。大多数药品均有不同程度的不良反应,因此,安全性也是药品的固有特性,只有在衡量有效性大于不良反应,或可解除、缓解不良反应的情况下才能使用某种药品。如各国政府在新药的审批时都要求研制者提供药品急性毒性、长期毒性、致畸、致癌、致突变等相关实验数据,就是为了保证药品的安全性。

3.稳定性

药品的稳定性是指在规定的条件下保持其有效性和安全性的能力。所谓规定的条件是指在规定的有效期内,以及生产、储存、运输和使用的条件,即药品的各项质量检查指标仍在合格范围内。稳定性也是药品的固有特性。如某些药品虽然具有预防、治疗、诊断疾病的有效性和安全性,但极易变质、不稳定、不便于运输和储存,不能作为药品流入医药市场。

4.均一性

药品的均一性是指药物制剂的每一单位产品都符合有效性、安全性的规定要求。即指药物制剂的单位产品,如每一片药、每一支注射剂、每一包冲剂、每一瓶糖浆等具有相同的品质。由于人们用药剂量与药品单位产品有密切关系,特别是有效成分在单位产品中的含量很少的药品,若每单位药物含量不均一,就可能造成患者用量不足而失效或用量过大而中毒,甚至导致死亡。所以,均一性是在制剂过程中形成的药物制剂的固有特性。

二、药品标准

(一)药品标准定义

药品标准是指国家对药品的质量规格及检验方法所作的技术规定,是药品的生产、流通、使用及监督管理部门共同遵循的法定依据。

(二)药品标准的分类

依据《药品管理法》规定,我国的药品标准主要有国家药品标准和中药饮片炮制规范。

1.国家药品标准

根据《药品注册管理办法》规定,国家药品标准是指国家药品监督管理部门颁布的《中国药典》、药品注册标准和其他药品标准,其内容包括质量指标、检验方法以及生产工艺等技术要求。

(1)《中国药典》是由国家药典委员会编纂,国家药品监督管理部门颁布。《中国药典》是国家药品标准的核心,是国家为保证药品质量、保护人民用药安全、有效而制定的法典。

(2)国家药品监督管理部门颁布的药品标准。这类药品标准是指未列入《中国药典》而由国家药品监督管理部门颁布的药品标准,以及与药品质量指标、生产工艺和检验方法相关的技术指导原则和规范。

(3)药品注册标准是指国家药品监督管理部门批准的申请人特定药品的标准,生产该药品的生产企业必须执行该注册标准。根据《中华人民共和国标准化法》规定和国际惯例,国家标准是市场准入的最低标准,原则上行业标准高于国家标准,企业标准应高于行业标准。所以,药品注册标准不得低于《中国药典》的规定。

2.中药饮片炮制规范

《药品管理法》规定,中药饮片必须按照国家药品标准炮制。国家药品标准没有规定的,必须按照省、自治区、直辖市人民政府药品监督管理部门制定的炮制规范炮制。省、自治区、直辖市人民政府药品监督管理部门制定的炮制规范应当报国务院药品监督管理部门备案。

(三)药品标准的管理

1.药品标准的制定与颁布

《中国药典》的制定按立项、起草、复核、审核、公示、批准、颁布等环节进行。载入《中国药典》的药品标准,是国家对同品种药品质量的最基本的要求,该药品的研制、生产、经营、使用、监督及检验等活动的标准均不得低于《中国药典》的要求。

药品标准的载入应当按照《中国药典》收载原则进行,一般为质量可控、疗效确切且工艺成熟的药品品种,其来源为药品注册标准、技术指导原则或规范及其他需要制定国家药品标准的,凡涉及专利的,按照国家有关规定执行。

2.药品标准的修订与废止

《中国药典》的修订,是指对已载入的及需要载入但尚未载入的药品标准,按照《中国药典》收载原则的重新审定,一般每五年修订一次。根据药品标准管理的需要,需增补本的,原则上每年一版。对载入《中国药典》的药品标准修订及对经审定认为需要载入的药品标准,按照《中国药典》的制定程序进行。新版《中国药典》颁布实施后,原版《中国药典》载入的及增补本的药品标准同时废止。

三、药品质量和药品质量监督检验

(一)药品质量管理规范的名称、制定目的和适用范围

药品质量的差异直接关系到人体的生命安危。因此,为保障人体用药安全,维护人民身体健康和用药的合法权益,药品监督管理部门制定了一系列质量保证制度,如 GLP、GCP、GMP、GSP、GAP 等来规范药品研制、生产、经营、使用的行为。现分别简介如下。

1.《药物非临床研究质量管理规范》

其英文全称为 Good Laboratory Practice,简称 GLP。为了提高药物非临床研究的质量,确保实验资料的真实性、完整性和可靠性,保障人民用药安全,并与国际上的新药管理相接轨,依据《药品管理法》有关条款的规定,国家药品监督管理部门制定了《药物非临床研究质量管理规范》。GLP 是为申请药品注册而进行的非临床研究必须遵守的规定。要求药物研究过程中,药物非临床安全性评价研究机构必须执行药物非临床研究质量管理规范。

药品非临床研究是指为评价药品安全性,在实验室条件下,用实验系统进行的各种毒性试验,包括单独给药的毒性试验、反复给药的毒性试验、致癌试验、生殖毒性试验、致突变试验、依赖性试验、局部用药的毒性试验及与评价药物安全性有关的其他毒性试验。国家药品监督管理部门要求:自 2007 年 1 月 1 日起,未在国内上市销售的化学原料药及其制剂、生物制品,未在国内上市销售的从植物、动物、矿物等物质中提取的有效成分、有效部位及其制剂和从中药、天然药物中提取的有效成分及其制剂,中药注射剂的新药非临床安全性评价研究必须在经过 GLP 认证、符合 GLP 要求的实验室进行。

2.《药物临床试验质量管理规范》

其英文全称为 Good Clinical Practice,简称 GCP。为了保证药物临床试验过程规范、结果科学可靠、保护受试者的权益并保障其安全,制定了《药物临床试验质量管理规范》。GCP 是进行各期临床试验、人体生物利用度或生物等效性试验时必须遵守的规定。

药物临床试验是指任何在人体(患者或健康志愿者)进行的药物系统性研究,包括方案设计、组织、实施、监察、稽查、记录、分析总结和报告,以证实或揭示试验用药物的作用及不良反应等,对正确评价新药的安全有效、保证合格药品上市起到积极的保证作用。

3.《药品生产质量管理规范》

其英文全称为 Good Manufacturing Practice,简称 GMP。GMP 是在药品生产过程实施质量管理,保证生产出优质药品的一整套系统的、科学的管理规范,是药品生产和质量管理的基本准则。GMP 的内容很广泛,人们从不同角度来概括其内容。

从专业性管理的角度,可以把 GMP 分为两大方面。一方面是质量控制,是对原材料、中间品、产品的系统质量控制,主要办法是对这些物质的质量进行检验,并随之产生了一系列工作质量管理。另一方面是质量保证,对影响药品质量的、生产过程中易产生的人为差错和污物异物引入,进行系统严格管理,以保证生产合格药品。

从硬件和软件系统的角度,可以将 GMP 分为硬件系统和软件系统。硬件系统主要包括人员、厂房、设施、设备等的目标要求,这部分涉及必需的人财物的投入以及标准化管理。软件系统主要包括组织机构、组织工作、生产工艺、记录、制度、方法、文件化程序、培训等。

实践证明,GMP 是行之有效的科学化、系统化的管理制度。它的目的是为了指导药品生产企业规范生产,保证生产合格药品。

4.《药品经营质量管理规范》

其英文全称是 Good Supply Practice,简称 GSP。GSP 是药品经营企业质量管理的基本准则,适用范围是中国境内经营药品的专营或兼营企业。

GSP 的基本原则是:药品经营企业应在药品的购进、储运、销售等环节实行质量管理,建立包括组织结构、职责制度、过程管理和设施设备等方面的质量体系,并使之有效运行。

药品经营过程的质量管理,是药品生产质量管理的延伸,是控制、保证已形成的药品质量的保持,也是药品使用质量管理的前提和保证。药品经营过程质量管理的目的是,控制和保证药品的安全性、有效性、稳定性;控制和保证假药、劣药及一切不合格、不合法的药品不进入流通领域,不到使用者手中;做到按质、按量、按期、按品种、以合理的价格满足医疗保健的需求。

5.《中药材生产质量管理规范(试行)》

其英文全称是 Good Agriculture Practice,简称为 GAP。GAP 是对中药材生产全过程进行规范化的质量管理制度,它和 GLP、GCP、GMP、GSP 共同形成较为完备的药品质量规范化管理体系。GAP 目前在欧盟、美国、日本等受到广泛的重视,并成为国际共识和药材生产质量发展的方向。

（二）药品质量监督检验的性质、类型

国家对药品质量的监督管理必须采取监督检验，这种监督检验与药品生产检验、药品验收检验的性质不同。药品监督检验具有第三方检验的公正性，因为它不涉及买卖双方的经济利益，不以盈利为目的。药品监督检验是代表国家对研制、生产、经营、使用的药品质量进行的检验，具有比生产或验收检验更高的权威性。药品监督检验是根据国家的法律规定进行的检验，在法律上具有更强的仲裁性。

药品质量监督检验根据其目的和处理方法不同，可以分为抽查检验、注册检验、指定检验、复验、委托检验等类型。

1.抽查检验

药品抽查检验是由国家的药品检验机构依法对生产、经营和使用的药品质量进行抽查检验。该检验属于药品监督管理部门的日常监督，是对已上市销售药品进行的监督检验，属于强制性检验。抽查检验分为评价抽验和监督抽验。评价抽验是药品监督管理部门为掌握、了解辖区内药品质量总体水平与状态而进行的抽查检验工作。它是建立在以科学理论为基础，以数理统计为手段的药品质量评价抽验方式，准确客观地评价一类或一种药品的质量状况；监督抽验是药品监督管理部门在药品监督管理工作中，为保证人民群众用药安全而对监督检查中发现的质量可疑药品所进行的有针对性的抽验。

药品抽查检验分为国家和省（自治区、直辖市）两级。国家药品抽验以评价抽验为主，省级药品抽验以监督抽验为主。抽查检验结果由国家和省级药品监督管理部门发布药品质量公告，国家药品质量公告应当根据药品质量状况及时或定期发布。对由于药品质量严重影响用药安全、有效性的，应当及时发布；对药品的评价抽验，应给出药品质量分析报告，定期在药品质量公告上予以发布。

2.注册检验

药品注册检验包括样品检验和药品标准复核。样品检验是指药品检验所按照申请人申报或者国家市场监督管理总局核定的药品标准对样品进行的检验。药品标准复核是指药品检验所对申报的药品标准中检验方法的可行性、科学性、设定的项目和指标能否控制药品质量等进行的实验室检验和审核工作。其目的是为了证明原检验数据和结果的可靠性和真实性，以确保药品的质量。

药品注册检验由中国食品药品检定研究院或者省、自治区、直辖市药品检验所承担。进口药品的注册检验由中国食品药品检定研究院组织实施。

3.指定检验（国家检定）

药品指定检验是指国家法律或国务院药品监督管理部门规定某些药品在销售

前或者进口时,指定药品检验机构进行检验。《药品管理法》规定下列药品在销售前或者进口时,必须经过指定药品检验机构进行检验,检验不合格的,不得销售或者进口,包括:①国务院药品监督管理部门规定的生物制品。②首次在中国销售的药品。③国务院规定的其他药品。

4.复验

药品被抽检者对药品检验机构的检验结果有异议而向药品检验机构提出的复核检验。当事人对药品检验所的检验结果有异议的,可以自收到药品检验结果之日起 7 日内提出复验申请,逾期不再受理复验。复验申请应向原药品检验所或原药品检验所的上一级药品检验所提出,也可以直接向中国食品药品检定研究院提出,除此以外的其他药品检验所不得受理复验申请。

5.委托检验

行政、司法等部门涉案样品的送验,药品生产、经营企业和医疗机构因不具备检验技术和检验条件而委托药检所检验的药品均属委托检验。

四、国家药品编码

为加强药品监督管理、确保公众用药安全,依据《药品注册管理办法》,对批准上市的药品实行编码管理。2009 年 6 月 16 日,国家食品药品监督管理局印发《关于实施国家药品编码管理的通知》(下称《通知》),对批准上市的药品实行编码管理。长期以来,由于药品种类繁多,名称复杂(如有中文名、英文名、拉丁文名等),国家一直未能制定统一的编码。国家药品编码管理告别了我国医药领域尚未有统一的药品编码的历史,对加速医药物流信息化进程将起到巨大的推动作用。

(一)国家药品编码适用范围

国家药品编码是指在药品研制、生产、经营、使用和监督管理中由计算机使用的表示特定信息的编码标识。国家药品编码以数字或数字与字母组合形式表现,适用于药品研究、生产、经营、使用和监督管理等各个领域以及药品电子政务、电子商务的信息化建设、信息处理和信息交换。

(二)国家药品编码的编制

1.国家药品编码编制的原则

药品编码编制遵循科学性、实用性、规范性、完整性与可操作性的原则,同时兼顾扩展性与可维护性。

2.国家药品编码编制的分类

国家药品编码分为本位码、监管码和分类码。本位码用于国家药品注册信息管理,在药品包装上一般不体现。药品首次注册登记时赋予本位码,是国家批准注册药品唯一的身份标识。监管码用于药品监控追溯系统,直接体现于药品包装(大、中、小)上,可供识读器识读并反映相关产品信息的编码。分类码用于医保、药品临床研究、药品供应及药品分类管理等,在药品包装上不体现。

3.国家药品编码本位码编制规则

药品本位码由药品国别码、药品类别码、药品本体码、校验码依次连接而成,共14位。前2位为国别码为"86",代表在我国境内生产、销售的所有药品。第3位类别码为"9",代表药品。4～13位为药品本体码,本体码的前5位为药品企业标识,根据《企业法人营业执照》《药品生产许可证》,遵循"一照一证"的原则,按照流水的方式编制;本体码的后5位为药品产品标识,是指前5位确定的企业所拥有的所有药品产品。药品产品标识根据药品批准文号,依据药品名称、剂型、规格,遵循"一物一码"的原则,按照流水的方式编制。校验码是国家药品编码本位码中的最后一个字符,通过特定的数学公式来检验国家药品编码本位码中前13位数字的正确性,计算方法按照"GB 18937"执行。

(三)国家药品编码发布及变更

国家药品编码本位码由国家局统一编制赋码,药品在生产上市注册申请获得审批通过的同时获得国家药品编码,在生产、经营、使用和监督管理过程中使用。任何单位和个人不得伪造、冒用、擅自转让国家药品编码。企业可在国家药品监督管理局网站数据查询栏目中的"国产、进口药品数据库"通过输入药品名称、批准文号、企业名称等关键信息查询药品本位码。

药品注册信息发生变更时,国家药品编码本位码进行相应变更,行政相对人有义务配合药品监管部门及时更新国家药品编码相关信息。药品批准证明文件被注销时,国家药品编码同时被注销。药品编码变更、注销后,原有国家药品编码不得再被使用。国家药品编码及变更信息在国家药品监督管理局网站上统一发布。

第四章 医院制剂管理

第一节 医院制剂的生产管理

2000年12月5日,国家药品监督管理局发布了《医疗机构制剂配制质量管理规范(试行)》(GPP),该管理规范共分为11章68条,与制药工业实施的《药品生产质量管理规范》(GMP)条款高度一致。

医院制剂实行许可证制度,2001年11月以前,医疗机构制剂室生产资质的获得采取卫生行政管理部门备案制的管理方式。2001年11月以后根据《药品管理法》第23条规定:医疗机构配制制剂,须经所在地省、自治区、直辖市人民政府卫生行政部门审核同意,由省、自治区、直辖市人民政府药品监督管理部门批准,发给《医疗机构制剂许可证》,有效期为5年,到期重新审查发证。无《医疗机构制剂许可证》的,不得配制制剂。

2005年6月,国家食品药品监督管理局下发了《医疗机构制剂注册管理办法(试行)》。这是中华人民共和国成立以来第一个针对医疗机构制剂注册管理的文件,与国家药品注册管理办法的规定一致,使医疗机构制剂生产品种由原来的备案制变为审批制。

一、医院制剂生产的硬件要求

(一)生产车间

根据《医疗机构制剂配制质量管理规范》(下简称《规范》)设计要求,生产车间的内部布局必须根据药品的种类、剂型以及生产工序、生产要求等合理划分区域,一般分为生产区、控制区、洁净区、无菌区。一般生产区无洁净度要求,通常为外包装工作区;控制区的洁净度要求为10万级,通常作为普通制剂生产区域;洁净区的洁净度要求为1万级,常作为注射剂生产区域;无菌区的洁净度要求为100级,一般作为注射剂的灌装区域。

车间设计时,同级别洁净室应尽可能安排在一起;不同级别的洁净室由低级向高级安排,彼此相连的房间之间应设隔门,门的开启方向朝着洁净度级别高的房间;洁净室应保持正压,洁净度等级不同的相邻房间之间应有压差(静压差应大于5Pa),洁净室(区)与室外大气的静压差应大于 10Pa,以防止低级洁净室的空气逆流到高级洁净室;《规范》规定主要工作室的照明度宜为 300lx 以上;除工艺对温、湿度有特殊要求外,洁净室温度宜保持在 18~26℃,相对湿度控制在 45%~65%。

生产车间的地面和墙壁所用材料应具备防湿、防霉、不易开裂、不易燃烧、耐磨性好、导电性好、经济实用等性能,应满足不易染尘、便于清洗等条件。从材料的选择到施工都与洁净度紧密相关。

洁净室的内表面应平整光滑、无裂缝、接口严密、无颗粒物脱落并能耐受清洗和消毒。墙壁与地面等交界处宜成弧形或采取其他措施,以减少积尘,便于清洁。目前主要使用环氧树脂自流平地面或塑胶地面。洁净室内各种管道、灯具、风口以及其他公用设施在设计和安装时应避免出现不易清洁的部位。洁净室(区)内安装的水池、地漏的位置应适宜,不得对制剂造成污染。100 级洁净区内不得设地漏。

整个生产车间的布局应与生产工艺流程相匹配,应设计相应的人流和物流通道,人流通道要求有更衣、洗手、风淋等设施,物流通道要求有缓冲、脱包、清洁等设施。并能够保证人流和物流分开,避免交叉污染。另外还应有清洁、清洗、防鼠、防虫等设备。

(二)生产线

生产线主要应根据所需生产的品种和剂型来设计,目前大多数生产线是按照制剂的物理形态来设计的。

1.固体生产线

主要生产片剂、胶囊、微丸、颗粒等剂型,根据需要可配备制粒设备、粉体混合设备、筛分设备、压片和包衣设备、胶囊填充设备以及相应的包装设备。

2.半固体生产线

主要生产软膏、霜剂、凝胶等剂型,可配备真空乳化罐、油相和水相加热罐、高剪切搅拌装置、栓剂灌装机以及相应的包装设备。

3.液体生产线

可生产注射剂、眼用制剂、五官科制剂、口服液和各种外用液体制剂。主要配备各种容器清洗设备、带有自动搅拌功能的液体配制设备、自动灌装设备、消毒灭菌设备以及相应的包装设备。

4.气体生产线

主要生产气雾剂、喷雾剂等剂型。可配备全自动的气雾剂灌装设备、带有自动搅拌的液体配制设备、全自动喷雾剂灌装设备以及相应的包装设备。

根据《规范》要求,制剂配制和检验应有与所配制品种相适应的设备、设施与仪器。用于制剂配制和检验的仪器、仪表、量具、衡器等其适用范围和精密度应符合制剂配制和检验的要求,应定期校验,并有合格标志。校验记录应至少保存一年。建立设备管理的各项规章制度,制定标准操作规程。设备应由专人管理,定期维修、保养,并做好记录。

二、医院制剂的配制过程管理

配制过程管理是对制剂生产进行质量控制的重要环节,配制过程必须严格按照配制管理要求进行,否则制剂质量就会波动。《规范》是医疗机构制剂配制质量管理的基本准则,适用于制剂配制的全过程。

(一)配制管理的原则

(1)制剂的配制和包装均应按照批准的工艺规程和操作规程进行操作并有相关记录,以确保制剂达到规定的质量标准。配制规程作为组织制剂配制的技术准则,不得任意修改,如需修改必须按照制定时的程序办理修订、审批手续。而且修订的配制规程文件一经批准使用,原文件自行废除,并不得在配制岗位上出现。

(2)应建立制剂划分配制批次的规定,配制批次的划分应能确保同一批次产品质量和特性的均一性。为完成某些配制操作步骤,可能有必要将一批产品分成若干亚批次,最终合并为一个均一的批次。在连续配制的情况下,一批次必须与配制中具有预期均一特性的确定数量的产品相对应,批量可以是固定数量或固定时间段内生产的产品。

口服或外用的固体、半固体制剂在成型或分装前使用同一台混合设备一次混合所配制的均质产品为一批;口服或外用的液体制剂以灌装(封)前经最后混合的药液所配制的均质产品为一批。

无菌制剂批次划分应遵循如下原则:①容量注射剂以同一配液罐最后一次配制的药液所配制的均质产品为一批;同一批产品如用不同的灭菌设备或同一灭菌设备分次灭菌的,应可追溯。②粉针剂以一批无菌原料药在同一连续配制周期内配制的均质产品为一批。③冻干产品以同一批配制的药液使用同一台冻干设备在同一配制周期内配制的均质产品为一批。④眼用制剂、软膏剂、乳剂和混悬剂以同一配制罐最后一次配制的均质产品为一批。

(3)应建立制剂配制批号和确定配制日期的操作规程。每批制剂均应编制唯一的批号。除另有规定外,配制日期不得迟于产品成型或灌装(封)前经最后混合的操作日期,不得以制剂包装日期作为配制日期。

(4)每批制剂应检查产量和物料平衡,确保物料平衡符合设定的限度。如有差异,必须查明原因,在得出合理解释、确认无潜在质量风险后,方可按正常产品处理。

(5)不同品种和规格的制剂配制操作不得在同一配制操作间同时进行,除非没有发生混淆或交叉污染的可能。

(6)在配制的每一阶段,应保护产品和物料免受微生物和其他物质的污染。

(7)为防止混淆和差错,配制期间所有使用的物料、中间产品或待包装产品的容器、主要设备及必要的操作室应贴签标识或以其他方式标明配制中的制剂或物料名称、规格和批号。

(8)容器、设备或设施所用标识应清晰明了,除在标识上使用文字说明外,还可采用不同的颜色区分被标识物的状态。(如待验、合格、不合格或已清洁等)

(9)每批制剂的每一配制阶段完成后必须由配制操作人员清场,填写清场记录。清场记录内容包括:操作间编号、品名、配制批号、配制工序、清场日期、检查项目及结果、清场负责人及复核人签名。清场记录应纳入批配制记录。

1)清场的频次:每天配制结束后应进行清理,将设备表面、操作间清理干净;换品种、批号时应进行彻底的清场;连续配制规定的时间(一般 3 天)后,应进行彻底清场;长时间的配制间隔后,再次开始配制之前也应进行清场。

2)清场的内容及要求:①地面无积灰,无结垢;门窗、室内照明灯、风管、墙面、开关箱等外壳无积尘;室内不得存放与下次配制无关的物品(包括物料、文件、记录和个人杂物)。②使用的工具、容器应清洁,无异物、无油垢。③设备内外无遗留的药品,无油垢。④非专用设备、管道、容器、工具应按规定拆洗或灭菌处理。⑤凡直接接触药品的设备、管道、工具、容器应每天或每批清洗或清理。同一设备连续配制同一无菌产品时,清洗周期可按配制工艺规程及标准操作规程执行。⑥包装工序清场时,多余的标签及使用说明书等包装材料应全部按规定处理。⑦清场合格证应规定有效期,超过有效期的应重新进行检查。

(10)每批制剂均应有一份能反映配制各个环节的完整记录。配制记录应包括:编号、制剂名称、配制日期、制剂批号、有关设备名称与操作记录、原料用量、成品和半成品数量、配制过程的控制记录、特殊情况处理记录以及各工序的操作者、复核者、清场者的签名等。

(11)任何偏离预定的生产工艺、物料平衡限度、质量标准、检验方法、操作规程等的情况,均应按照偏差处理的操作规程进行报告、记录,并立即报告主管人员及质量管理部门,应有清楚的解释或说明,必要时,应由质量管理部门参与调查并作出处理。

(二)配制操作前的管理要求

制剂配制操作前,须对配制环境、设备、清场状况、物料和中间品等进行检查。检查的主要内容包括:检查配制间的卫生是否符合该区域卫生要求;配制现场清场合格,具备在有效期内的"清场合格证",发现清场不合格时,不得进行另一个品种或同品种不同规格或不同批号制剂的配制;设备清洁完好,有"设备清洁状态"标志;计量器具与称量范围相符,清洁完好,有"计量检定合格证",并按照规定在有效期之内;检查设备,有"设备完好状态"标志才允许使用;正在检修或停用的设备应挂上"不得使用"的状态标志;所用各种物料、中间产品应按质量标准核对检验报告单,盛装容器的桶、盖编号应一致,并有明显标志;盛放物料的容器外必须有标签,标签上应注明品名、规格、批号、重量或数量、加工状态、操作日期、操作人、复核人等。

(三)配制过程中污染和交叉污染的预防

(1)配制过程中应尽可能采取措施,防止污染和交叉污染,如:

1)在分隔的区域内配制不同品种的制剂。

2)采用阶段性配制方式。

3)空气洁净度级别不同的区域应有压差控制。

4)在易产生交叉污染的配制区内,操作人员应穿戴该区域专用的防护服。

5)采用经过验证或已知有效的清洁和去污染操作规程进行设备清洁。

6)配制和清洁过程中应避免使用易碎、易脱屑、易发霉的器具。

7)液体制剂的配制、过滤、灌封、灭菌等工序应在规定时间内完成。

8)软膏剂、栓剂生产过程中的中间产品应规定储存期和储存条件。

(2)应定期检查防止污染和交叉污染的措施,并评估其适用性和有效性。

(四)包装操作管理

(1)制订包装操作规程时,应特别注意采取措施降低污染和交叉污染、混淆或差错的风险。

(2)包装操作前,应采取适当措施,确保工作区、包装生产线、印刷机及其他设备已处于清洁状态,没有任何与本批包装无关的制剂、物料和文件。

(3)包装操作前,应核对待包装制剂和所用包装材料的名称、规格、数量、质量状态,且与工艺规程相符。

(4)每一包装操作场所或包装线,应有标明包装中制剂名称、批号和批量的状态标识。

（5）待分装容器在分装前应保持清洁，并注意清除容器中玻璃碎屑、金属颗粒等污染物。

（6）通常情况下，制剂分装、封口后应及时贴签；否则应按照相关的操作规程操作，以确保不会发生混淆或贴错标签等差错。

（7）对任何单独打印或包装过程中的打印（如制剂批号或有效期），均应进行检查，确保正确无误，并予以记录。应特别注意手工打印情况并定期复核。

（8）包装材料上印刷或模压的内容应清晰、不褪色、不易擦去。

（9）包装期间，产品的在线控制检查应至少包括下述内容：包装是否完整；包装材料是否正确；打印内容是否正确；在线监控装置的功能是否正常。样品从包装生产线取走后不应再返还，以防止产品混淆或污染。

（10）只有经过专门检查、调查，并由指定人员批准后，出现异常情况的产品才可重新包装并详细记录。

（11）在物料平衡检查中，发现待包装产品、印刷包装材料以及成品数量有显著差异或异常时，应进行调查；未得到合理解释前，成品不得放行。

（12）包装结束时，已打印批号的剩余包装材料应由专人负责全部计数销毁，并有记录。如将未打印批号的印刷包装材料退库，应严格按照操作规程执行。

（五）普通制剂的配制管理

由于普通制剂的剂型特点和配制工艺，应满足《规范》对配制间的要求，各工作间应按制剂工序和空气洁净度级别要求合理布局。一般区和洁净区分开；配制、分装与贴签、包装分开；内服制剂与外用制剂分开。

（六）无菌制剂的配制管理

无菌制剂是指标准中列有无菌检查项目的制剂，包括注射剂、眼用制剂、无菌软膏剂、无菌混悬剂等。无菌制剂按配制工艺可分为两类：采用最终灭菌工艺的为最终灭菌制剂；部分或全部工序采用无菌配制工艺的为非最终灭菌制剂。无菌制剂配制应满足如下基本要求：

（1）无菌制剂配制的各工序操作应在各自规定的空气洁净度级别操作间进行，应最大限度地降低微生物、各种微粒和热原的污染。悬浮粒子、浮游菌、沉降菌和表面微生物等测试按照相应标准执行。无菌制剂配制所需的洁净区可分为以下 4 个级别：①A 级：高风险操作区，如灌装区，放置胶塞桶、敞口安瓿瓶、敞口西林瓶的区域，及无菌装配或连接操作的区域。通常用层流操作台（罩）来维持该区的环境状态。层流系统在其工作区域必须均匀送风，风速为 0.36～0.54m/s（指导值）。在密闭的隔离操作器或手套箱内,可使用单向流或较低的风速。②B级:指无菌配制和灌装等高风险操作 A 级区所处的背景区域。③C 级和 D 级:指配制无菌制剂过程中重要程度较低的洁净操作区。

(2)应尽可能缩短包装材料、容器和设备的清洗、干燥和灭菌的间隔时间以及灭菌至使用的间隔时间。应建立规定贮存条件下的时限控制标准。

(3)应尽可能缩短药液从开始配制到灭菌(或除菌过滤)的间隔时间。应建立各制剂规定贮存条件下的时限控制标准。

(4)当无菌配制正在进行时,应特别注意减少洁净区内的各种活动。应减少人员走动,避免剧烈活动散发过多的微粒和微生物。而且,洁净区内应尽量避免使用易脱落纤维的容器和物料;在无菌配制的过程中,应完全避免使用此类容器和物料。

(5)采用经过验证的灭菌工艺进行制剂的灭菌,每个灭菌批次均应有记录。

(6)采用经过验证的过滤除菌工艺进行非最终灭菌制剂的过滤,除菌过滤器使用后,必须采用适当的方法立即对其完整性进行检查并记录。

(7)无菌制剂包装容器的密封性应经过验证,以避免产品遭受污染。熔封的产品(如玻璃安瓿或塑料安瓿)应作 100% 的检漏试验。无菌制剂应逐一对其外部污染或其他缺陷进行检查。

(8)无菌制剂的配制、直接接触制剂的包装材料和器具等最终清洗、A 级或 B 级区内消毒剂和清洁剂的配制用水应符合注射用水的质量标准。

(七)中药制剂的配制管理

中药制剂作为医院制剂的重要组成部分,在疾病预防和治疗中发挥着不可替代的作用。中药制剂生产中常常涉及提取、浓缩、收膏、精制等工序,工艺复杂、流程长。因此,中药制剂室的设施和设备有其独特性,配制管理也有其自身的特点。

(1)中药材使用前应按规定进行拣选、整理、剪切、洗涤、浸润或其他炮制加工,未经处理的中药材不得直接用于提取加工。

(2)中药材洗涤、浸润、提取用工艺用水的质量标准不得低于饮用水标准,无菌制剂的提取用工艺用水应采用纯化水。应使用流动的工艺用水洗涤拣选后的中药材,用过的水不得用于洗涤其他药材,不同的中药材不得同时在同一容器中洗涤。

(3)毒性药材和饮片的操作中应有防止污染和交叉污染的措施。

(4)应有经批准的回收溶媒的方法,回收后溶媒的再使用不得对产品造成交叉污染,不得对产品的质量和安全性产生不利影响。

(5)严格执行中药材前处理、中药提取、中药制剂的配制工艺和工序操作规程,关键工序如标准投料量、提取、浓缩、精制、干燥、过筛、混合、贮存等的技术参数应该严格控制。

（6）由于中药制剂的配制工序较多，中药材和中药饮片在处理时多易产生粉尘，易出现污染和交叉污染，因此对配制过程有其独特的预防措施。

1）中药材和中药饮片的取样、筛选、称重、粉碎、混合等操作，如易产生粉尘，应安装捕尘设备、排风设施或设置专用操作间等，控制粉尘扩散，避免污染和交叉污染。

2）中药提取、浓缩、收膏工艺宜采用密闭系统。

3）中药提取、浓缩等操作间应有良好的排风、水蒸气控制、防止污染和交叉污染等设施。

4）浸膏的配料、粉碎、混合、过筛等操作，其洁净级别应与其制剂的配制岗位的洁净度级别一致。用于直接入药净药材的粉碎、混合、过筛等操作间应能密闭，并有良好的通风、除尘等设施。

（八）制药用水的配制管理

1.制药用水的分类及用途

水是制剂配制中用量大、使用广的辅料之一，用于配制过程和制剂制备。《中国药典》所收载的制药用水，因使用范围不同分为饮用水、纯化水、注射用水及灭菌注射用水。一般应根据各配制工序或使用目的与要求选用适宜的制药用水。

制药用水的原水通常为饮用水，符合中华人民共和国国家标准《生活饮用水卫生标准》。纯化水为饮用水经蒸馏法、离子交换法、反渗透法或其他适宜方法制得的供药用的水，不含任何附加剂，其质量应符合《中国药典》"纯化水"项下的规定。注射用水为纯化水经蒸馏所得的水，应符合细菌内毒素试验要求，其质量应符合《中国药典》"注射用水"项下的规定。灭菌注射用水为注射用水按照注射剂生产工艺制备所得，不含任何添加剂，其质量应符合《中国药典》"灭菌注射用水"项下的规定。

2.制药用水的管理

制剂用水在保证用药安全、提高药品质量中的作用日益受到重视。对于纯化水及注射用水等工艺用水的水质，人们把目光从最终的检验转移到水系统的设计、运行、监控及管理等多方面。

为了有效控制微生物污染，同时控制细菌内毒素的水平，纯化水、注射用水系统的设计和制造具有两大特点：一是在系统中越来越多地采用消毒和灭菌设施；二是管路分配系统由传统的送水管路演变为循环回路。有关制药用水的管理有如下规定：

（1）纯化水、注射用水的制备、储存和分配应能防止微生物的滋生和污染，如注射用水可采用70℃以上保温循环。

（2）储罐和输送管道所用材料应无毒、耐腐蚀，管道的设计和安装应避免死角、盲管。

（3）根据制剂配制规程选用工艺用水，工艺用水应符合质量标准并定期检验，根据验证结果，规定检验周期。

（4）应按照书面规程消毒纯化水、注射用水管道并有相关记录。

第二节　医院制剂质量管理

一、医院制剂质量管理组织

2000年，国家药品监督管理局下发的《医疗机构制剂配制质量管理规范》第六条规定："医疗机构制剂配制应在药剂部门设制剂室、药检室和质量管理组织。机构与岗位人员的职责应明确，并配备具有相应素质及相应数量的专业技术人员。"根据这条要求，药学部门应当设立制剂质量管理组织。

质量管理组织机构人员组成原则：质量管理组织机构应由药学部门主管院长与药学部门主任根据《医疗机构制剂配制质量管理规范》的要求，结合单位实际工作情况和人员情况建立。质量管理组织至少应由药学部门主任、配制机构负责人、检验机构负责人组成。此外还可吸收各部门负责人参加。

二、医院制剂质量管理组织职责

（1）负责制定制剂与配制管理相关的规章制度和操作规程等管理文件。

（2）分析处理不合格制剂的投诉问题并制订处理方案。

（3）研究解决各部门不能自行解决的制剂生产过程中出现的技术问题。

（4）定期听取制剂生产各部门负责人及药检室负责人的工作汇报，并作出评价。

（5）对制剂生产有关质量的人和事负有监督实施、改正及阻止的责任。

（6）负责审查本院新制剂与新工艺的技术资料，报省级药品监督管理部门审批。

（7）组织制剂生产各部门人员与药品检验室人员的技术与法规培训。

三、制剂生产人员素质与培训

医院制剂配制人员应为药学专业技术人员,非药学专业人员不能从事制剂配制工作,只能从事制剂配制的辅助性工作。从事制剂生产的所有人员都应经过岗前培训,考核合格后才能上岗。培训内容主要包括政策法规、岗位职责、操作规程、实际操作技能等内容。上岗之后要定期组织培训,特别是无菌观念和无菌操作技术的培训与考核。

四、药品检验室的设施与管理

(一)设施

药检室按工作内容划分为化学检验和卫生学检验两部分。相配套的空间设施有化学分析室、微生物检测室、仪器分析室和留样观察室等。应配备的检测仪器有电子天平、紫外分光光度计、高效液相色谱仪、溶出度测定仪、崩解仪、黏度检测仪、水分检测仪、集菌仪、培养箱、冰箱、无菌操作台、离心机等常规设备。

(二)管理

用于制剂配制和检验的仪器、仪表、量具、衡器等设备,其适用范围和精密度应符合制剂配制和检验的要求,应当定期校验,并有合格标志。校验记录应至少保存一年。

药检室负责制剂配制全过程的检验。其主要职责如下:

(1)制定和修订物料、中间品和成品的内控标准和检验操作规程,制定取样和留样制度。

(2)制定检验用设备、仪器、试剂、试液、标准品(或参考品)、滴定液与培养基及实验动物等管理办法。

(3)对物料、中间品和成品进行取样、检验、留样,并出具检验报告。

(4)监测洁净室(区)的微生物数和尘粒数。

(5)评价原料、中间品及成品的质量稳定性,为确定物料储存期和制剂有效期提供数据。

(6)在医疗机构制剂质量管理组织的领导下定期组织自检。自检应有记录并写出自检报告,包括评价及改进措施等。

(7)配合质量管理组织分析解决制剂生产过程中的疑难问题。

(8)完成质量管理组织交办的其他工作。

第五章　药剂学概论

第一节　药剂学概述

一、药剂学的定义、特点和范畴

药剂学是研究药物剂型的配制理论、生产技术、质量控制及合理应用等内容的一门综合性技术学科。药剂学主要由制剂学和调剂学两部分组成,制剂学是以研究药物制剂的生产工艺和理论以及质量控制为主要内容的学科,调剂学是以研究方剂调配、服用等有关技术和理论为主要内容的学科。药剂学的特点是密切结合现代化的生产实践和医疗应用实践,将药物设计制备成安全、有效、稳定的临床给药形式,满足患者临床使用需求,以利于药物最大限度地达到医疗、诊断和预防的目的。

药剂学是既涉及药品生产又涉及药品应用的一门学科,是以数学、物理化学、有机化学、生物化学、药理学、生物学以及医学基础学科(如生理学、解剖学、病理学、临床治疗学等)理论为基础,结合具体药物的性质、作用机制、临床特殊要求等,研究药物制剂的设计理论、生产技术、质量控制以及合理、方便用药。随着现代科学技术的发展,基础学科的进一步深入研究和各学科间的相互渗透,在近 20～30 年内,药剂学制备理论及技术取得了突破性的发展,如缓控释理论、透皮释药理论、脉冲释药及靶向理论等基础理论的建立,使得药物制剂的研究开发进入了一个崭新的发展时期,其研究内容更加丰富深入,涉及领域更为广泛,新制剂、新剂型层出不穷。

任何经化学、生物合成或提取、精制的药物,在供临床使用前都必须制成适合于医疗、诊断和预防应用的形式,称为剂型,如注射剂、片剂、胶囊剂、丸剂、气雾剂、栓剂、软膏剂、贴剂等。剂型属于集合名词,其中任何一个具体品种称为制剂,如阿司匹林片、葡萄糖注射剂、东莨菪碱贴剂等。按医师处方专为某一患者调制并明确指明用法和用量的药剂称为方剂。方剂一般在医院药房中调制,质量控制标准和方法一般由医院药剂科制定;制剂主要在制药企业生产,部分在医院制剂室制备,其处方、制备工艺及质量标准必须符合国家药典、部颁标准及其他法定文件或标准。随着医药工业的发展及药品管理法规的实施,绝大部分药物制剂均在制药企业中生产,故以工业化制剂为主要讲述内容是本书的宗旨。

二、药剂学的主要任务及研究内容

药剂学的基本任务是研究将药物制成适宜的剂型,确保以高质量的药剂满足医疗卫生的需要。其根本任务是研究提高药物制剂的生产水平和在临床治疗中的应用水平。鉴于药物种类繁多,药物制剂及剂型日趋复杂,药剂学的任务日益加重。根据我国制剂工业发展现状,并结合国内外药剂学发展趋势,现阶段药剂学的主要任务及研究内容概述如下。

1.基本理论的创建

药剂学的发展必须建立在一定的理论基础上,没有理论基础的研究必将事倍功半,基本理论的研究涉及各有关学科的发展,采纳基础学科的有关研究成果并与本学科研究成果有机结合,是创建药剂学基本理论的有效途径。如化学动力学对提高药物制剂稳定性的预测及质量控制;体内药动学对药物制剂的生物学特性及质量评价;增溶、助溶以及片剂成型理论对液体、固体药剂的制备;缓控释、透皮及时辰药动学等理论对缓控释制剂、透皮给药制剂及脉冲给药制剂等新型药物传递系统的研究、开发等,均奠定了理论基础。

2.生产技术的创新

药剂学研究的核心内容是药物制剂的处方及其制备工艺设计,以及高效率生产技术的推广,这对全面改进药物制剂生产和提高产品质量具有一定的指导意义。如微粉化技术、固体分散技术、微囊化技术、环糊精包合技术等有助于促进和控制药物释放和吸收速率;干法制粒技术、粉末直接压片技术等有助于湿、热不稳定药物制剂的制备;流化床干燥、制粒、包衣技术,以及微波干燥、灭菌等技术在药物制剂生产上的应用等,均有效地提高了药物制剂的生产效率。

3.新制剂、新剂型的研究开发

药物新制剂及新剂型的研究开发是药剂学当前研究的一个主要任务,其根本目的是:最大限度地降低药物的不良反应,提高药物的临床治疗效果,增加药物的稳定性。其总体发展方向是:"三小"(剂量小、毒性小、副作用小)、"三效"(高效、速效、长效)和"三定"(定量、定时、定位)。研究开发药物新制剂及新剂型不仅对满足人们日益提高的生活水平、全面提高我国医疗水平具有较大的社会效益,而且对生产企业乃至国家的利益具有重要的意义。一个国家制剂水平的高低,在一定程度上反映出这个国家医疗质量的优劣,也是国家综合实力的体现。研究开发高质量的药物制剂,立足于国际市场,从过去以出口原料药为主转变为出口制剂为主,是我国过去几十年乃至今后较长时间内需努力实现的目标。

4.新辅料、新机械的研究开发

新辅料、新机械是研究开发药物新制剂、新剂型的物质基础,是提高药物制剂质量的保证,也是目前制约我国制剂工业发展的主要"瓶颈"所在。如性质优良的崩解剂是研制分散片的先决条件;生物黏附性好、药物易穿透的压敏胶是制备透皮制剂的关键;磷脂质量的优劣制约着脂质体靶向制剂的发展。缺乏性能稳定、高效率生产机械是我国制剂质量不稳定、缺乏国际市场竞争力的主要原因。研究开发药物制剂新辅料、新机械需要有关学科和部门的共同协作研究,随着制剂、剂型种类的日趋增多繁杂,制剂质量要求日益严格,没有符合各种需要的优质辅料,没有符合现代化生产的制药机械设备,就难以实现艰巨的药剂学任务。

5.中药剂型的整理、研究及创新

中医中药是我国的宝贵遗产,在近几十年里,对中成药的研究和生产虽然取得了较大的成就(如复方丹参等中药滴丸剂、西瓜霜喷雾剂、生脉注射剂等新剂型),但与日本等发达国家相比,中药制剂及剂型还存在较大的差距,特别是中药内在作用机制方面的研究较少,制剂基本理论较缺乏,制约了中药制剂的发展。中药制剂的研究和创新不仅要吸取西药制剂的长处,将中药制剂西药化,而更应从中药的作用特性出发,采用适合中药的制剂技术(如固体分散技术、微粉化技术等),以提高中药制剂的疗效。随着我国加入 WTO(世界贸易组织)以及处方药与非处方药(OTC)分类管理制度的实施,中药新制剂、新剂型的研究开发,对促进我国制剂工业的长远发展,提高企业市场竞争力,弘扬中药事业具有重要意义。

三、药剂学在药学实践和国民经济中的地位、作用及特点

药剂学是一门研究药物剂型的学科,它既为药物剂型服务,又对发展药物剂型具有主导作用。

1.理论方面

(1)剂型是一切药物施与机体前的最终形式,必须保证具体制剂符合各项规定

要求。

（2）剂型质量的优劣直接关系到治病救人的速度和质量，亦涉及经济成本。

（3）优良的剂型，患者乐于使用，不良反应小，疗效显著，便于服用、运输和储存。

（4）剂型生产的情况体现着一个国家的医疗用药水平和工业生产水平。

2.实践方面

在药品的研究、生产、使用等领域，乃至销售环节，都必须具备一定的药剂学知识。

（1）在药品研究领域。任何原料药都必须制成适于一定给药途径的剂型，以发挥其最佳治疗效果，这就需要在掌握药物性质和药效的基础上，熟练地应用药剂学的理论和技术确定剂型，给药途径不同，药物的吸收程度和速度不同，药效亦存在差异；不同剂型的处方设计、制备工艺的选择、制剂稳定性研究、制剂质量的控制等工作，均必须具备坚实的药剂学理论和实践知识才能完成；新剂型的研究开发和剂型改革，更需要药剂学理论作为指导。

（2）在药品生产领域。企业生产的药物制剂都是经药品监督部门核准的品种，具有处方成熟、工艺规范、制剂稳定、疗效确切、质量标准可行的特点，但由于原辅料来源、规格、批号的变化，制药机械参数的波动，操作人员技术熟练程度的差异，甚至气候环境的影响，都可能使制剂生产出现各种各样的困难和问题，这就需要有丰富的药剂学理论知识和生产实践经验的药学技术人才去解决。新产品的试制、中试放大等过程，都是药剂学工作者应承担的重要工作。

（3）在药品使用领域。药剂师主要从事药品的发放和使用工作，他们不仅应掌握基本的药剂学知识，还应具备丰富的药物相互作用、药物剂量及其换算、制剂稳定性以及外观质量鉴别等多方面的知识，开展临床药学工作的人员，对临床用药方案的设计、药效的观察、用药剂量的调整、血药浓度的监控、生物利用度的研究及评价、医药信息的收集与管理等工作，都离不开药剂学理论知识的指导。

（4）在药品销售环节。如果药品销售人员不熟悉药物剂型的作用特点，一般较难与临床单位及患者沟通，介绍药品特点及使用知识时说服力不强。如缓控释制剂的作用特点，血药浓度平稳、作用平缓；毒副作用降低；给药间隔延长、服药顺应性提高等。这些都涉及很多药剂学知识，药品销售人员应该掌握。

总之，药剂学在医疗卫生实践和药品生产实践中占据着极其重要的地位，对医药工业及其相关科学的发展具有较大的推动作用。

第二节 药剂学的发展和任务

一、药剂学的发展简史

我国古代医药学起源极早,医药遗产极为丰富,药剂学是其重要组成部分,了解我国药剂学的形成和发展,对于学习、继承和发扬我国传统医药学具有一定的指导意义。我国药剂学的发展过程,根据其发展年代及研究内容,总体上可划分为三个时期:古代药剂学、近代药剂学和现代药剂学。

1.古代药剂学

古书即有"神农尝百草,始有医药"的记载。古人在寻找食物的同时就发现了药材,药材原先大多是将新鲜植物捣碎使用,随后为了更好地发挥药效、方便使用,便开始加以修治和加工制成一定剂型的演变过程。随着生产力的逐渐发展和长期的医药实践,药剂制备技术不断得到提高和完善,剂型种类日渐丰富,逐渐形成了古代药剂学。在夏禹时代(公元前2140年左右),先人逐渐从酿酒中发现了酒和曲的功用,公元前577年已知用曲治胃病,实为曲剂之始,至今仍用之。

汤剂为最早使用的剂型之一,在商代(公元前1766年左右)即已创用,远在希波克拉底(公元前460~前377年)及格林(公元131~201年)之前。明代李时珍(公元1518~1593年)总结了16世纪以前我国的医药实践的经验,编著了著名的《本草纲目》一书,收载的药物达1892种,近40种剂型及11096则附方,充分展现了我国古代医药学中丰富的药物剂型。总而言之,我国古代药物制剂的制造较早,剂型较多,制药技术富有科学性和实用性,这不仅提供了现代药剂学的研究资料,对世界药学的发展也有重大贡献。

2.近代药剂学

在19世纪初至20世纪50年代的100多年间,西洋医药的传入对我国近代药剂学的发展产生了一定的影响,如片剂、胶囊剂、注射剂等药物剂型的生产和应用。在20世纪80年代之前,我国药剂学研究工作几乎处于停滞阶段。进入80年代,随着改革开放政策的实施,综合国力逐渐增强,人们生活水平不断提高,对医药产品的要求亦随之发生改变,基本观念从"有病治病"转变为"无病防病",过去人们常问"这药疗效怎么样?"现在则常听到"这药毒副作用怎么样?"由于国家对医药领域的投入亦不断增加,特别是从"六五"计划开始,我国将药物制剂的研究开发列入了国家攻关项目,从此,我国医药事业进入了快速发展时期,在近 20 年的时间里,我国医药工业获得了前所未有的成就,医药产业作为一个新兴产业在国民经济中的地位逐年提高,并逐渐成为国家支柱产业之一,进入 21 世纪,我国药剂学已从近代药剂学逐渐向现代药剂学时期发展。

3.现代药剂学

现代药剂学的核心内容是药物制剂与剂型的现代化。无论何种新、老剂型,只要其包含现代科学技术,都属于现代药剂学范畴。因此,现代药剂学发展的总体方向是:①常规药物剂型的挖掘、改造、完善和提高。②新剂型、新辅料、新技术、新工艺及新设备的研究开发。③研究药剂学理论与方法的创新。

(1)常规药物剂。片剂、胶囊剂、注射剂、软膏剂在常规剂型中仍占据主导地位,这些剂型是药物制剂的基本形式,在今后很长时期内仍将发挥其重要作用,各种速释、高效型药物制剂仍需采用这些形式给药,即使目前迅速发展的药物传递系统最终也离不开它们。挖掘、改造、完善和提高常规剂型在药物临床用药中的作用,是现代药剂学研究发展的重要内容之一,常规制剂一旦与现代科学技术相结合,其对现代药剂学发展的贡献将不可低估。以片剂为例,无论其制剂外观还是内在质量,现代药剂学技术的应用使该剂型取得了巨大的发展。如心型片、环型片、微型片、薄膜衣片、多层片、包芯片、口溶片及分散片等新型片剂的制备,以及溶出度、释放度、含量均匀度及生物利用度等有关制剂内在质量标准的提高,不仅提高了临床用药的安全性和有效性,而且充实了现代药剂学的研究内容。

(2)药物传递系统(DDS)。药物传递系统是现代药剂学中新剂型和新制剂研究成果的典型代表,是现代科学技术进步的结晶。该系统无论在理论系统的研究、新型制剂和制备工艺的设计方面,还是临床治疗中的应用方面都取得了重大的进展,主要包括口服缓控释系统、透皮给药系统和靶向给药系统。

1)口服缓控释系统:该系统是现代药剂学中发展速度最快的一类新型给药系统,它主要是在常规剂型(如片剂、胶囊剂、颗粒剂及溶液剂等剂型)的基础上,采用缓控释制备技术延缓和控制药物的释放速度,以提高药物疗效,降低毒副作用,延长给药间隔以及提高患者服药顺应性。

2)透皮给药系统:该系统是指药物经皮肤吸收入血发挥作用的一类新型给药系统,突破了生理学"皮肤屏障"的常规知识,开创了一种新型给药途径。

3)靶向给药系统:该系统是指采用一定的制剂技术将药物定向地浓集于病变部位(靶区)的一类新型给药系统,可极大地提高药物的治疗效果,降低毒副作用。

二、药剂学分支学科的发展

药剂学在 19 世纪即成为一门独立的学科,在 20 世纪 40 年代之前,药剂学的主要内容是:阐明原料药物制成剂型的工艺、经验、用法和色香味等外观方面的各项要求。除了对化学合成药物中已知少数有效成分的植物药材的制剂用化学有效成分定量评价其质量外,绝大多数的制剂质量几乎都是以外观、定性及一些经验方法评价,在质量标准中经常是主观性指标多于客观性指标。随着科学技术的快速发展,目前药剂学已完成了从单一经验型向多方位研究型的转变过程,以现代科学理论为指导的现代药剂学实现了"量变"到"质变"的跨越,并逐步发展、建立了各有侧重研究方向的药剂学分支学科(如物理药剂学、工业药剂学、生物药剂学、药物动力学及临床药学等),组成了一个较为完整的现代药剂学学科体系。

1.物理药剂学

物理药剂学是应用物理化学的基本原理、方法和手段研究药剂学中有关药物剂型设计的一门理论学科。在 20 世纪 50 年代该学科已基本形成相对独立的学科体系,主要通过对物质的化学、物理变化规律与机理的认识,指导药物制剂、剂型的生产科研实践。如应用胶体化学及流变学的基本原理,指导混悬剂、乳剂、软膏剂等药物剂型的处方、工艺的设计和优化;应用粉体学原理指导药物固体剂型的处方、工艺的设计和优化;应用化学动力学原理评价、提高药物制剂稳定性;应用表面化学和络合原理阐述药物的增溶、助溶的机制等。物理药剂学涉及的研究范围很广泛,并随着新学科、新技术的发展而不断扩展,如生物物理学、分子药理学、基因工程学、酶化学等现代学科的建立和发展,为药物靶向制剂的研究、开发奠定了坚实的理论基础;纳米芯片等微电子技术的发展,在不久的将来可能实现人体内机械给药装置的临床使用。总之,物理药剂学是药物新剂型发展的理论基础,重大基础理论的建立和突破必将导致药剂学学科的"飞跃"。

2.工业药剂学

工业药剂学是研究药物制剂工业化生产设计的一门应用学科。该学科以物理药剂学为理论指导,以生物药剂学、药物动力学和临床药学对药物制剂在体内运动规律、临床疗效等研究结果为基础,与工业生产直接相关,是整个药剂学学科体系的主体。其宗旨是:研究适合工业化生产的药物剂型和生产工艺,实施药物制剂的规模化生产,向社会大量提供安全、有效、稳定、价格低廉、服用方便的药物制剂,为人类健康服务。其主要内容包括工业化生产方面的基本理论(如剂型成型理论等)研究、生产工艺设计、生产设备改进及产品质量控制等。药物制剂处方中各组分的作用、用途和合理配伍,以及制备工艺的合理设计是其中心内容。

3.生物药剂学

生物药剂学是研究药物、剂型、生物等因素与药效(包括疗效、副作用和毒性)间关系的科学。该学科于 20 世纪 60 年代迅速发展成为一门独立的学科,主要研究药物在体内的量变规律及其影响因素,是药剂学学科体系中的主要基础学科之一,该学科的发展为合理设计药物剂型和给药方案、优化制剂处方和制备工艺、提高药品质量和临床疗效提供了科学保障。研究手段常常采用测定药物及其代谢产物在体内的吸收、分布、代谢和排泄的变化与疗效间的关系,阐明药物理化性质(如化学结构、溶解度、溶解速度、粒径、晶型等)、制剂处方(如原料、辅料种类及配比、附加剂等)、制备工艺、包装及贮存条件等剂型因素,以及生物因素(如年龄、种族、性别、遗传、生理、病理、心理等)和其他因素(如食物、气候环境等)对药物疗效的影响。生物药剂学涉及面广、内容丰富,与生物化学、生理学、药理学、药物治疗学、药物动力学等有密切联系。

4.药物动力学

药物动力学是研究药物在体内存在的方式与量变规律的学科。该学科始于 20 世纪 30 年代,60 年代才普遍为人所重视,70 年代已发展成为一门独立的学科,主要研究药物在体内的存在位置、数量(或浓度)的变化与时间的关系,亦是药剂学学科体系中的主要基础学科之一,是研究药物在体内变化的重要工具。该学科根据药物在体内的配置状况,建立了"隔室模型"基本理论,通过对药物在不同"室"间的转运方式、速度、级数和分布浓度的数学计算,从药物浓度变化和时间关系中寻找适当的数学模型和参数,采用特定的数学方程式定量描述药物在体内过程的动态规律。这些规律的发现,对科学地阐明药物的疗效、毒性和药物浓度间的关系,对临床合理用药、药物剂型设计、药物结构改造及新药设计等均具有重要指导作用。

5.临床药学

临床药学是以患者为对象,研究合理、有效、安全用药的学科,是医学和药学相互渗透、有机结合的交叉性学科。该学科始于 20 世纪 60 年代,70 年代发展为独立学科。其主要任务是指导临床正确选择和合理应用药物疗法。主要内容包括:药物制剂的临床研究及评价;药物制剂生物利用度研究及评价;药物配伍变化及相互作用研究和评价;临床用制剂和处方的研究;药物剂量的临床监控;个体化给药方案的设计及实施等。临床药学的出现,改变了医院部门中药剂工作者的传统观念,实现了以"药品为目标"到以"患者为目标"的观念转变,确立了药师指导临床用药的地位,为提高临床用药水平奠定了基础。

药剂学各分支学科间的相对独立、互为补充的关系,是促进现代药剂学快速发展的根本所在。

三、药剂学的主要任务

近20年来我国制剂工业随着药剂学的高速发展,在剂型种类、制剂数量、产品质量等方面都取得了长足的进步,在较短的时间内基本完成了普通制剂制备理论及技术的研究,攻克了以片剂、胶囊剂、注射剂等为主要剂型的生产技术难关,改变了我国制药企业生产设备及条件普遍落后的状况,实现了常规剂型的正规化、规模化及部分自动化生产。除此之外,在以下几方面也取得了较大的成绩。

1.新辅料、新技术、新机械

(1)药用辅料是研究开发新制剂及新剂型的物质基础,辅料性能的优劣与药物制剂质量直接相关。目前,我国药用辅料与世界发达国家相比,存在的差距仍然较大,但较常规的高性能药用新辅料(如微晶纤维素、羧甲基淀粉钠、聚乙二醇、聚乙烯吡咯烷酮等)已实现了国产化,为生产高质量制剂奠定了坚实的物质基础。

(2)新技术(如固体分散技术、微粉化技术、微囊化技术、环糊精包合技术等)的开发利用,是研究开发药物新制剂及新剂型的技术前提。只有建立新的制剂技术,才能顺利实现制剂、剂型的更新换代,目前我国的制剂技术研究水平与世界发达国家存在的差距已经缩小,但在新技术的工业化生产方面,仍然有较大的差距。

(3)高性能机械设备是实现高质量制剂生产的必要工具,近年来随着我国机械加工水平的不断提高,经过引进、仿制、改造、创新等方法,开发了流化床干燥、制粒、包衣装置,以及气流粉碎机、胶体磨、超声波洗瓶机、微波干燥仪、三维高效混合机、注射剂生产联动线、胶囊全自动灌装机等制剂生产新型机械设备,为发展药品生产,改善劳动条件,降低劳动强度,提高生产效率以及保证产品质量等方面提供了保障。

2.新制剂及新剂型

由于新原料药的研究开发成本高、周期长、风险大,而新制剂、新剂型的研究开发相对成本低、周期短、风险小。近年来,世界各大制药企业对药物制剂及剂型的研究和开发较为关注,并投入了较多的人力、物力和财力,使得新制剂和新剂型的开发研究进入了一个崭新的发展时期。我国药剂工作人员也作出了很大努力,并取得了较多的研究成果。

(1)据不完全统计,目前我国经国家药品监督管理部门审核批准的缓控释制剂有 200 多个品种,一些品种已在临床大量使用(如硝苯地平缓释片、双氯灭痛缓释胶囊等),提高了我国临床用药水平,取得了较好的社会和经济效益。

(2)中药滴丸、微滴丸在临床取得了较好的疗效,为研究开发中药新制剂、新剂型开创了较好的局面,中药缓控释制剂的开发也在深入研究中。

(3)高效、速释型制剂(如分散片、口溶片、速崩片、喷雾剂、粉末吸入剂等)的研究开发,使得临床用药更为方便、快速、有效。

(4)透皮给药制剂(如东莨菪碱、雌二醇贴剂等)、皮下植入制剂等超长时间给药制剂已面市,为长期治疗、预防临床疾病提供了便利,提高了患者的用药依从性,极大地改善了患者的生活质量。

(5)靶向给药制剂(如脂质体、微囊、毫微粒、毫微囊、微乳、复乳等)在研究领域已取得了令人鼓舞的进展,其研究开发前景看好。

3.质量控制

随着定量方法、分析手段及检测仪器的不断发展,我国药物制剂质量标准的制定更加完善、更加合理,要求更加严格、更加规范。

《中国药典》2015 年版为第十版药典。按照第十届药典委员会成立大会暨全体委员大会审议通过的药典编制大纲所确立的指导思想、基本原则、任务目标及具体要求,在原国家食品药品监督管理总局的领导下,在各级药检机构、科研院所和大专院校的大力支持和帮助下,以及各药品生产企业的积极参与和配合下,经过全体委员和常设机构工作人员的辛勤工作和不懈努力,顺利完成了《中国药典》2015年版编制任务。

本版药典的特点主要体现在:

(1)收载品种显著增加。进一步扩大了收载品种的范围,基本实现了国家基本药物目录品种生物制品全覆盖,中药、化药覆盖率达到 90% 以上。对部分标准不完善、多年无生产、临床不良反应多、剂型不合理的品种加大调整力度。

(2)药典标准体系更加完善。将过去药典各部附录进行整合,归为本版药典四部。完善了以凡例为总体要求、通则为基本规定、正文为具体要求的药典标准体系。首次收载"国家药品标准物质制备""药包材通用要求"以及"药用玻璃材料和容器"等指导原则,形成了涵盖原料药及其制剂、药用辅料、药包材、标准物质等更加全面、系统、规范的药典标准体系。

(3)现代分析技术的扩大应用。本版药典在保留常规检测方法的基础上,进一步扩大了对新技术、新方法的应用,以提高检测的灵敏度、专属性和稳定性。在检测技术储备方面,建立了中药材 DNA 条形码分子鉴定法、色素测定法、中药中真菌毒素测定法、近红外分光光度法、基于基因芯片的药物评价技术等指导方法。

（4）药品安全性保障进一步提高。完善了"药材和饮片检定通则""炮制通则"和"药用辅料通则"；新增"国家药品标准物质通则""生物制品生产用原材料及辅料质量控制规程""人用疫苗总论""人用重组单克隆抗体制品总论"等，增订了微粒制剂、药品晶型研究及晶型质量控制、中药有害残留物限量制定等相关指导原则。

（5）药品有效性控制进一步完善。对检测方法进行了全面增修订。

（6）药用辅料标准水平显著提高。本版药典收载药用辅料更加系列化、多规格化，以满足制剂生产的需求，增订可供注射用等级辅料21种。加强药用辅料安全性控制，如增加残留溶剂等控制要求。更加注重对辅料功能性控制，如增订多孔性、粉末细度、粉末流动、比表面积、黏度等检查项，并强化药用辅料标准适用性研究的要求。

（7）进一步强化药典标准导向作用。本版药典通过对品种的遴选和调整、先进检测方法的收载、技术指导原则的制定等，强化对药品质量控制的导向作用；同时，紧跟国际药品质量控制和标准发展的趋势，兼顾我国药品生产的实际状况，在检查项目和限度设置方面，既要保障公众用药的安全性，又要满足公众用药的可及性，从而引导我国制药工业健康科学发展。

（8）本版药典继续秉承保护野生资源和自然环境、坚持中药可持续发展、倡导绿色标准的理念，不再新增处方中含豹骨、羚羊角、龙骨、龙齿等濒危物种或化石的中成药品种；提倡检测试剂中具有毒性溶剂的替代使用，如取消含苯和汞试剂的使用，以减少对环境及实验人员的污染。

（9）药典制定更加公开透明、规范有序。本版药典编制工作始终坚持公开、公平、公正的原则。药典委员会常设机构首次将ISO 9001质量管理体系引入药典编制全过程管理，通过持续改进和完善药典委员会的管理制度、规范药典编制工作程序，为保证药典编制工作质量保驾护航。

第六章　药物制剂及剂型

第一节　药物剂型的分类及重要性

一、药物剂型的分类

药物剂型是指将药物加工制成适合于患者需要的给药形式。按分类方式不同,可有如下几种分类法。

1.按给药途径分类

(1)经胃肠道给药的剂型。药物制剂口服后进入胃肠道,经胃肠道黏膜吸收发挥药效。如溶液剂、乳剂、混悬剂、散剂、颗粒剂、胶囊剂、片剂等。口服给药方法较简便,但易受胃肠道破坏而降低药效甚至失效的药物不能口服给药。

(2)非胃肠道给药剂型。指除口服给药以外的全部给药途径。包括:

1)注射给药:如注射剂,包括静脉注射、肌内注射、皮下注射、皮内注射等。

2)皮肤给药:如外用溶液剂、搽剂、洗剂、软膏剂、凝胶剂、硬膏剂、贴剂等。给药后可在局部起保护或治疗作用,或经皮吸收发挥全身作用。

3)黏膜给药:如滴眼剂、滴鼻剂、眼膏、含漱剂、舌下片剂等,黏膜给药可起局部作用,也可经黏膜吸收发挥全身作用。

4)呼吸道给药:如喷雾剂、气雾剂、粉雾剂等。

5)腔道给药:直肠、阴道、耳道等。腔道给药可起局部作用或吸收后发挥全身作用。

这种分类法与临床使用结合密切,且能反映给药途径与应用方法对剂型制备的特殊要求。但一种制剂可有多种给药途径。例如溶液剂可以在口服、皮肤、黏膜、直肠等多种给药途径出现。

2.按分散系统分类

(1)溶液型。也称低分子溶液。由药物均匀分散于分散介质中形成的均匀分散体系,药物以分子或离子状态存在。如溶液剂、糖浆剂、醑剂、注射剂等。

(2)胶体溶液型。也称高分子溶液。药物主要是以高分子分散在分散介质中形成的均匀分散体系。如胶浆剂、涂膜剂等。

(3)乳剂型。主要是油类药物或药物的油溶液以液滴状态分散在分散介质中形成的非均匀分散体系。如口服乳剂、静脉注射乳剂以及部分搽剂等。

(4)混悬型。主要是难溶性固体药物以微粒状态分散在分散介质中形成的非均匀分散体系。如混悬剂、洗剂等。

(5)气体分散型。主要是液体或固体药物以微粒状态分散在气体分散介质中形成的分散体系。如气雾剂。

(6)微粒分散型。通常以不同大小微粒呈液体或固体状态分散。如微球剂、微囊剂、纳米囊、纳米球等。

(7)固体分散型。主要是固体药物以聚集体状态存在的体系。如散剂、颗粒剂、丸剂、片剂等。

这种分类法便于应用物理化学原理阐明制剂特征,但不能反映用药部位与用药方法对剂型的要求,甚至一种具体剂型由于所用介质和制法不同,可分为几种分散体系,如注射剂就有溶液型、混悬型、乳剂型及粉针剂等类型。

3.按形态分类

药物剂型按形态可分为:

(1)液体剂型:如溶液剂、注射剂、芳香水剂、合剂、洗剂、搽剂等。

(2)固体剂型:如散剂、丸剂、片剂、膜剂、硬胶囊剂、栓剂等。

(3)半固体剂型:如软膏剂、凝胶剂、硬膏剂等。

(4)气体剂型:如气雾剂、喷雾剂等。

由于剂型的形态不同,药物发挥作用的速度也不同,如口服给药时,液体剂型发挥作用快,固体剂型则较慢。

上述分类方法,各有优缺点。为便于叙述,本书综合上述分类方法进行章节安排。

二、药物剂型的重要性

药物剂型是药物适合临床应用的形式,对药物药效的发挥极为重要。剂型的重要性主要包括以下方面。

1.剂型可改变药物作用的性质

如硫酸镁口服可作泻下药,但25%硫酸镁注射液静脉滴注则具有镇静、镇痉作用。利凡诺溶液局部涂敷有杀菌作用,但1%的注射液用于中期引产,有效率达 98%。

2.剂型能调节药物作用速度

药物在不同剂型中作用速度不同。如注射剂、吸入气雾剂等,属速效制剂,药效快,可用于急救;丸剂、缓控释制剂、植入剂等属慢效或长效制剂。按疾病治疗需要可选用不同作用速度的制剂。

3.改变剂型可降低或消除药物的毒副作用

如氨茶碱对哮喘病很有效,但可引起心跳加快等副作用,改成栓剂使用则可消除这种副作用。缓控释制剂能控制药物释放速度并保持稳定的血药浓度,降低毒副作用。

4.某些剂型有定位靶向作用

如脂质体制剂是一种具有微粒结构的制剂,在体内能被单核—巨噬细胞系统的巨噬细胞所吞噬,使药物在肝、肾、肺等器官分布较多,能发挥药物剂型的靶向作用;肠溶制剂在胃中不溶,而在肠中定位释药。

5.改变药物的稳定性

固体剂型稳定性通常大于液体制剂。

6.具有不同理化特征的剂型直接影响药效

药物的性质(如药物晶型、粒径)和制备工艺可直接影响剂型中药物的溶出(或释放),进而影响药效。

第二节　常用制剂通则

根据《中国药典》2015 年版制剂通则,各制剂在生产及贮藏期间应符合如下规定。

一、片剂

片剂在生产与贮藏期间应符合下列规定。

(1)原料药物与辅料应混合均匀。含药量小或含毒、剧药的片剂,应根据原料药物的性质采用适宜方法使其分散均匀。

(2)凡属挥发性或对光、热不稳定的原料药物,在制片过程中应采取遮光、避热等适宜方法,以避免成分损失或失效。

(3)压片前的物料、颗粒或半成品应控制水分,以适应制片工艺的需要,防止片剂在贮存期间发霉、变质。

（4）根据依从性需要片剂中可加入矫味剂、芳香剂和着色剂等，一般指含片、口腔贴片、咀嚼片、分散片、泡腾片、口崩片等。

（5）为增加稳定性、掩盖原料药物不良臭味、改善片剂外观等，可对制成的药片包糖衣或薄膜衣。对一些遇胃液易破坏、刺激胃黏膜或需要在肠道内释放的口服药片，可包肠溶衣。必要时，薄膜包衣片剂应检查残留溶剂。

（6）片剂外观应完整光洁，色泽均匀有适宜的硬度和耐磨性，以免包装、运输过程中发生磨损或破碎，除另有规定外，非包衣片应符合片剂脆碎度检查法（通则0923）的要求。

（7）片剂的微生物限度应符合要求。

（8）根据原料药物和制剂的特性，除来源于动、植物多组分且难以建立测定方法的片剂外，溶出度、释放度、含量均匀度等应符合要求。

（9）除另有规定外，片剂应密封贮存。生物制品原液、半成品和成品的生产及质量控制应符合相关品种要求。

二、注射剂

在生产与贮藏期间均应符合下列有关规定。

（1）注射剂溶剂包括水性溶剂、植物油及其他非水溶液。最常用的水性溶剂为注射用水，亦可用氯化钠注射液或其他适宜的水溶液。常用的油溶剂为麻油、茶油等。其他溶剂必须安全，用量不应影响疗效。

（2）注射剂中可加入适宜的附加剂。但供静脉（除另有规定外）或椎管注射用的注射液不得添加抑菌剂。

（3）容器、胶塞等应符合国家包装材料标准中的有关规定。

（4）灌注药液必须澄明，容器应洁净干燥后使用。

（5）注射剂在配制中应防止污染微生物及热原等。

（6）易氧化药物在灌装过程中，可在容器内填充二氧化碳或氮等惰性气体后熔封。

（7）封口后可选用适宜的方法灭菌，以保证制成品无菌。

（8）注射剂在灭菌后应采用适宜的方法进行检漏。

（9）注射剂应遮光并按规定条件贮存。

三、软膏剂、乳膏剂

软膏剂、乳膏剂在生产与贮藏期间应符合下列有关规定。

(1)软膏剂、乳膏剂选用基质应根据各剂型特点、原料药物的性质、制剂的疗效和产品的稳定性基质也可由不同类型基质混合组成。软膏剂基质可分为油脂性基质和水溶性基质。油脂性基质常用的有凡士林、石蜡、液状石蜡、硅油、蜂蜡、硬脂酸、羊毛脂等;水溶性基质主要有聚乙二醇。乳膏剂常用的乳化剂可分为水包油型和油包水型。水包油型乳化剂有钠皂、三乙醇胺皂类、脂肪醇硫酸(酯)钠类和聚山梨酯类;油包水型乳化剂有钙皂、羊毛脂、单甘油酯、脂肪醇等。

(2)软膏剂、乳膏剂基质应均匀、细腻,涂于皮肤或黏膜上应无刺激性。软膏剂中不溶性原料药物,应预先用适宜的方法制成细粉,确保粒度符合规定。

(3)软膏剂、乳膏剂根据需要可加入保湿剂抑菌剂、增稠剂、稀释剂、抗氧剂及透皮促进剂。除另有规定外,加入抑菌剂的软膏剂乳膏剂在制剂确定处方时,该处方的抑菌效力应符合抑菌效力检查法(通则 1121)的规定。

(4)软膏剂、乳膏剂应具有适当的黏稠度,应易涂布于皮肤或黏膜上,不融化,黏稠度随季节变化应很小。

(5)软膏剂、乳膏剂应无酸败、异臭、变色、变硬等变质现象。乳膏剂不得有油水分离及胀气现象。

(6)除另有规定外,软膏剂应避光密封贮存乳膏剂应避光密封置 25℃ 以下贮存,不得冷冻。

(7)软膏剂、乳膏剂所用内包装材料,不应与原料药物或基质发生物理化学反应,无菌产品的内包装材料应无菌。

软膏剂、乳膏剂用于烧伤治疗如为非无菌制剂的,应在标签上标明"非无菌制剂";产品说明书中应注明"本品为非无菌制剂",同时在适应证下应明确"用于程度较轻的烧伤(Ⅰ或浅Ⅱ)";注意事项下规定"应遵医嘱使用"。

四、栓剂

栓剂在生产与贮藏期间应符合下列有关规定。

(1)栓剂常用基质为半合成脂肪酸甘油酯、可可豆脂、聚氧乙烯硬脂酸酯、聚氧乙烯山梨聚糖脂肪酸酯、氢化植物油、甘油明胶、泊洛沙姆、聚乙二醇类或其他适宜物质。根据需要可加入表面活性剂、稀释剂、润滑剂和抑菌剂等。除另有规定外,在制剂确定处方时,该处方的抑菌效力应符合抑菌效力检查法(通则 1121)的规定。常用水溶性或与水能混溶的基质制备阴道栓。

(2)栓剂可用挤压成形法和模制成形法制备。制备栓剂用的固体原料药物,除另有规定外,应预先用适宜方法制成细粉或最细粉。可根据施用腔道和使用需要,制成各种适宜的形状。

（3）栓剂中的原料药物与基质应混合均匀，其外形应完整光滑，放入腔道后应无刺激性，应能融化、软化或溶化，并与分泌液混合，逐渐释放出药物，产生局部或全身作用；并应有适宜的硬度，以免在包装或贮存时变形。

（4）栓剂所用内包装材料应无毒性，并不得与原料药物或基质发生理化作用。

（5）除另有规定外，应在30℃以下密闭贮存和运输，防止因受热、受潮而变形、发霉、变质。生物制品原液、半成品和成品的生产及质量控制应符合相关品种要求。

第七章　制药卫生

第一节　制药卫生概述

一、制药卫生的重要性

药品是一种与人类健康和生命息息相关的特殊商品。只有严格按照《药品生产质量管理规范》(GMP)要求组织生产,产品符合法定药品质量标准,并且在运输、贮藏、使用等各环节保持质量均一稳定的药品,才能保证用药安全有效。由于药品生产周期长、生产过程中涉及的因素复杂,上述各环节不仅有适合微生物生长的各种营养物质条件,也有受到微生物污染的各种机会。药品一旦被微生物污染,微生物就有可能在适宜条件下快速生长繁殖,而导致药品变质、疗效降低或者失效,甚至产生一些对人体有害的物质,引起药源性疾病。

制药卫生主要论述药物制剂微生物学的要求,及为达到要求所采取的措施与方法。研究如何防止制剂被微生物污染,如何抑制微生物在制剂中的生长繁殖,如何除去或杀灭制剂中的微生物,确保制剂质量,保证用药安全有效。

制药卫生是 GMP 的一项重要内容,也是药品生产最基本的要求之一;是制剂制备过程中加强文明生产,保证成品质量,防止微生物污染的重要措施。因此,在药品生产全过程中,强化制药卫生意识,制定和落实各项卫生管理制度,多方面采取预防微生物污染的有效措施,对于确保药品质量和人民用药安全有效,具有十分重要的意义。

二、中药制剂的卫生标准与检验方法

为了确保临床用药的安全、有效,必须严格控制药剂质量,国家有关部门颁布了药品卫生标准,对中药制剂的需氧菌、霉菌和酵母菌、控制菌等做了规定,成为药剂生产和质量控制的依据之一。

《中国药典》2015 年版四部通则对药物制剂卫生标准的具体要求、检查方法、

结果判断依据等均做出了明确规定,为药品卫生的控制提供了法定依据。主要包括以下检查项目:

1.热原检查(《中国药典》2015 年版四部通则热原检查法)

热原检查法是将一定剂量的供试品,静脉注入家兔体内,在规定时间内,观察家兔体温升高的情况,以判定供试品中所含热原的限度是否符合规定。

热原是微生物产生的能引起人及恒温动物体温异常升高的物质,主要是革兰阴性菌(伤寒杆菌属、副伤寒杆菌属、埃希菌属、假单胞菌属、黏质赛杆菌等)细胞壁分离出来的内毒素。它存在于细胞外膜与固体膜之间,当细胞壁裂解时才释放出来。热原致体温升高的程度,因菌属的不同而不同。同种细菌产生的热原因给药途径不同,引起发热的程度也不尽相同。热原检查是保证注射液在临床使用时不发生热原反应的一种检测方法,特别是对大量静脉注射的液体制剂尤为重要。

2.无菌检查(《中国药典》2015 年版四部通则无菌检查法)

无菌检查法是用于检查《中国药典》要求无菌的药品、原料、辅料及其他品种是否无菌的一种方法,常用薄膜过滤法或直接接种法。若供试品符合无菌检查法的规定,仅表明了供试品在该检验条件下未发现微生物污染。

无菌检查应在无菌条件下进行,试验环境必须达到无菌检查的要求,检验全过程应严格遵守无菌操作,防止微生物污染,防止污染的措施不得影响供试品中微生物的检出。

《中国药典》规定,制剂通则、品种项下要求无菌的制剂及标示无菌的制剂和原辅料,应符合无菌检查法规定。

3.微生物限度检查(《中国药典》2015 年版四部通则非无菌产品微生物限度检查及限度标准)

微生物限度检查法是检查非无菌制剂及其原料、辅料受微生物污染程度的方法。检查项目包括需氧菌总数、霉菌和酵母菌总数及控制菌。其中,微生物计数法用于能在有氧条件下生长的嗜温细菌和真菌的计数;控制菌检查法用于在规定的实验条件下,检查供试品中是否存在特定的微生物,如金黄色葡萄球菌、大肠埃希菌等。

微生物计数试验环境应符合微生物限度检查的要求。检验全过程必须严格遵守无菌操作,防止再污染,防止污染的措施不得影响供试品中微生物的检出。单向流空气区域、工作台面及环境应定期进行监测。

4.细菌内毒素检查

依《中国药典》2015 年版四部通则细菌内毒素检查法所述,细菌内毒素检查法是利用鲎试剂来检测或量化由革兰阴性菌产生的细菌内毒素,以判断供试品中细菌内毒素的限量是否符合规定的一种方法。

细菌内毒素检查包括两种方法,即凝胶法和光度测定法,后者包括浊度法和显色基质法。供试品检测时,可使用其中任何一种方法进行试验;当测定结果有争议时,除另有规定外,以凝胶限度试验结果为准。

本试验操作过程应防止内毒素的污染。

三、微生物污染的途径及预防措施

中药制剂在生产、运输、贮存等过程中都有可能被微生物污染,污染的途径主要有:环境空气、物料、人员、设备、运输与贮藏等。应针对不同原因,采取积极有效的防菌、灭菌措施,并定期检查防止污染和交叉污染的措施,评估其适用性和有效性,确保中药制剂符合药品卫生标准。

(一)生产物料的选择与处理

中药制剂生产中所涉及的物料主要包括原料、辅料、包装材料等。

1.原料

中药制剂生产所用的原料目前仍以饮片为主,饮片来源极其复杂,且本身带有大量微生物及虫卵,而且在采收、加工、运输和贮藏等过程中还会进一步受到污染。因此,对饮片要处理得当。首先,对饮片进行净选、加工处理;其次,应根据饮片的不同性质,分别采取不同的灭菌方法。对于含有热敏性成分的饮片,可以采取气体灭菌、辐射灭菌、酒精喷洒等方法;对于不含热敏性成分的饮片,可以采取热力灭菌、微波灭菌等方法。此外,植物油脂、中药提取物等的应用也日趋广泛,但由于这类中药制剂原料属于饮片加工品,其纯度和洁净度均显著优于饮片,使用前可根据原料自身情况和目标制剂要求进行适当处理。

2.辅料

中药制剂生产过程中常常使用各种辅料,包括固体辅料和液体辅料。前者如淀粉、蔗糖、糊精等,这些辅料本身含有适合微生物生长和繁殖的营养物质,有些甚至带有一定数量的微生物,使用前必须经过适当处理;后者如制药用水、乙醇等。其中,制药用水是药品生产中使用最广、用量最大的一种辅料,包括饮用水、纯化水、注射用水及灭菌注射用水等。饮用水应符合国家《生活饮用水卫生标准》,纯化水、注射用水及灭菌注射用水应符合现行版《中国药典》标准。

3.包装材料

药品包装材料特别是内包装材料,一些容器、盖子、塞子以及容器内的填充物,会与药品直接接触,其洁净程度会直接影响药品的质量。因此,必要时应采用适宜的方法进行清洗、消毒以及灭菌处理。

(二)生产过程与贮藏过程的控制

1.环境空气

空气中的微生物主要来自土壤、人和动物的代谢物及排泄物等,这些微生物通过污染制药环境、物料、设备等,对中药制剂造成污染,影响药品质量。

因此,要重视生产车间的内部环境卫生,进入车间的空气必须经过净化处理,使车间洁净度级别符合 GMP 对相应剂型、工艺的要求。应采取以下措施:①在分隔的区域内生产不同品种的药品。②采用阶段性生产方式。③设置必要的气锁间和排风。④空气洁净度级别不同的区域应当有压差控制。⑤应当降低未经处理或未经充分处理的空气再次进入生产区导致污染的风险。⑥采用密闭系统生产。⑦液体制剂的配制、过滤、灌封、灭菌等工序应当在规定时间内完成。⑧软膏剂、乳膏剂、凝胶剂等半固体制剂以及栓剂的中间产品,应当规定贮存期和贮存条件。

同时,也要重视外部环境卫生,生产区周围应无污染源,空气、土壤和水质应符合生产要求。

2.人员

操作人员是药品生产过程中最主要的微生物污染源。人体的毛发、头屑、皮屑、服装纤维等都带有微生物,有些甚至属于致病菌,这些均有可能对药品生产造成污染。因此,GMP 对药品生产操作人员健康状况、个人卫生、工作服材质和式样、工作服的清洗和灭菌、人员进出洁净室程序等均做了具体的规定。如在易产生交叉污染的生产区内,操作人员应当穿戴该区域专用的防护服。

3.设备与器具

药品生产过程中要使用各种设备和器具,尤其是直接接触药品的,它们的卫生状况会直接影响药品质量。设备和器具应及时并彻底清洁,避免物料的残留;清洗后的干燥也应及时彻底,避免水分残留,滋生微生物,造成交叉污染。因此,GMP规定,应采用经过验证或已知有效的清洁和去污染操作规程,进行设备清洁;必要时,应当对与物料直接接触的设备表面的残留物进行检测。

此外,干燥设备的进风应当有空气过滤器,排风应当有防止空气倒流装置;生产和清洁过程中应当避免使用易碎、易脱屑、易发霉器具;使用筛网时,应当有防止因筛网断裂而造成污染的措施。

4.运输与贮藏

除无菌制剂外,各种非无菌制剂在规定限度内均带有一定数量的微生物。在外界温度、湿度等条件适宜的情况下,便会滋长和增殖。因此,药品在运输和贮藏过程中,除了应注意防止因包装材料的破损而引起微生物再次污染外,对温度、湿度等有特殊要求的物料,应按规定条件运输和贮藏;炮制加工后的净药材应使用洁净容器和包装,并存放在净料库内;直接用于制剂的中药原粉应采用双层洁净包装、专库存放,并在微生物限度检查合格后方可投料。

第二节　制药环境的卫生管理

一、中药制药环境的基本要求

《中华人民共和国药品管理法》(2019 年修订)第四章第四十二条规定:从事药品生产活动,应具备的条件之一是"有与药品生产相适应的厂房、设施和卫生环境"。《药品生产质量管理规范》(GMP)也把制药环境的卫生管理作为其中的一项重要内容,规定了实施制药环境卫生管理的基本准则,对药品生产企业的环境、布局、厂房和设施等方面提出了基本要求。主要包括以下几个方面:

(一)厂房与设施的确定原则

(1)厂房的选址、设计、布局、建造、改造和维护必须符合药品生产要求,应当能够最大限度地避免污染、交叉污染、混淆和差错,便于清洁、操作和维护。

(2)应当根据厂房及生产防护措施综合考虑选址,厂房所处的环境应当能够最大限度地降低物料或产品遭受污染的风险。

(3)企业应当有整洁的生产环境;厂区的地面、路面及运输等不应当对药品的生产造成污染;生产、行政、生活和辅助区的总体布局应当合理,不得互相妨碍;厂区和厂房内的人、物流走向应当合理。

(4)应当对厂房进行适当维护,并确保维修活动不影响药品的质量。应当按照详细的书面操作规程对厂房进行清洁或必要的消毒。

(5)厂房应当有适当的照明、温度、湿度和通风,确保生产和贮存的产品质量以及相关设备性能不会直接或间接地受到影响。

(6)厂房、设施的设计和安装应当能够有效防止昆虫或其他动物进入。应当采取必要的措施,避免所使用的灭鼠药、杀虫剂、烟熏剂等对设备、物料、产品造成污染。

(7)应当采取适当措施,防止未经批准人员的进入。生产、贮存和质量控制区不应当作为非本区工作人员的直接通道。

(8)应当保存厂房、公用设施、固定管道建造或改造后的竣工图纸。

(二)厂区环境和布局要求

1.厂区环境

厂址宜选在环境安静,大气含尘、含菌浓度较低,水质符合国家相关标准,无污染,自然环境好的地区。厂房周围应绿化,尽量减少厂区内的露土面积,宜铺植草坪,不宜种植产生花絮、花粉、绒毛等对大气有不良影响的植物。不能绿化的地面、路面应采用不易起尘的材料硬化处理。

2.厂区布局

厂址确定后,应合理处理厂内洁净厂房与非洁净厂房以及其他污染源之间的相对位置。根据各建筑物的使用功能及对洁净度等级的要求,一般可按生产、行政、生活和辅助系统划区布局,不得相互妨碍。非生产区和生产区要严格分开,并保持一定距离。中药材前处理、提取等生产操作工序不得与制剂生产使用同一生产厂房。一般而言,洁净厂房应远离锅炉房、烟囱、煤场、化工医药原料厂房以及中药材前处理、提取厂房,并位于其上风向。危险品库应设在偏僻处。实验动物房应当与其他区域严格分开,其设计、建造应当符合国家有关规定,并设有独立的空气处理设施以及动物的专用通道。

另外,布局上还要考虑今后扩展的可能性。

(三)厂房设计与设施要求

1.厂房设计

厂房设计必须依照国家有关的技术法规和 GMP 的基本原则,符合安全、经济实用、节能和环保等要求,保证车间有足够的面积和空间,并按工艺要求合理布局,做到洁净区与非洁净区分开;人流与物流分开;质量控制实验室与生产区分开;辅助区的设置不应当对生产区、仓储区和质量控制区造成不良影响;不同生产操作相互之间不产生妨碍,最大限度地减少人为差错,有效地防止药品交叉污染。药品生产厂房不得用于生产对药品质量有不利影响的非药用产品。

2.厂房设施

厂房设计还应考虑与药品生产相适应的各种工艺设施。具体包括:洁净区空气净化设施、照明设施;人流、物流进入洁净区的净化设施;与药品直接接触的压缩空气、氮气等的净化设施;物料传递过程中的缓冲设施;产尘工序的防尘、捕尘设施;中药前处理车间的通风、除烟、除尘、除湿、降温等设施;仓储设施等。

二、空气洁净技术与应用

空气洁净度是指洁净环境中空气的含尘(微粒)程度。空气洁净技术是能够创造洁净空气环境的各种技术的总称。主要通过空气过滤(包括处理)、气流组织和气压控制三种措施达到空气净化的目的。空气净化系统不能控制有过量污染物产生的工艺,也不能作为不良设计或不良设备维护的补偿措施。

目前,空气洁净技术主要应用于以下三个方面:一是以控制微粒为目的,例如电子行业的工业洁净厂房;二是以控制微生物为主要目的,例如医院手术室的生物洁净室;三是对生产环境中的微粒和微生物必须同时加以控制的药品生产企业的洁净厂房。空气洁净技术按气流组织形式可分为层流洁净技术和非层流洁净技术。

(一)层流洁净技术

层流洁净技术是用高度净化的气流作载体,将操作室内的尘粒以平行层流状态排出的空气净化方式,其作用原理是"挤压原理",气流运动形式是层流,也叫单向流。由于气流的方向不同,又可分为垂直层流和水平层流。层流洁净技术常用于 100 级的洁净区。

1.垂直层流

以高效过滤器为送风口布满顶棚,地板全部做成回风口,使气流自上而下地流动。实现层流必须有足够的气速,以克服空气对流。垂直层流的端面风速在 0.25m/s 以上,换气次数在每小时 400 次左右,造价以及运转费用很高。

2.水平层流

以高效过滤器为送风口布满一侧壁面,对应壁面为回风墙,气流以水平方向流动。为克服尘粒沉降,端面风速不小于 0.35m/s。水平层流的造价比垂直层流低。

(二)非层流洁净技术

非层流洁净技术是用高度净化的空气将操作室内的尘粒加以稀释的空气净化方式。其作用原理是"稀释原理",气流运动形式是乱流,或称非单向流、紊流。

非层流型空调系统一般是在操作室的天棚侧墙上安装一个或几个高效空气过滤器的送风口,回风管安置在走廊的侧墙下或采用走廊回风,空气在室内的运动呈乱流状态,其气流具有不规则的运动轨迹。送风口送入的洁净空气很快扩散到全室,含尘空气被洁净空气稀释后降低了粉尘的浓度,以达到空气净化的目的。空气经过滤、喷淋洗涤、冷却、去湿或加湿、加热处理,最后再经油浸玻璃丝滤器由鼓风机送入操作通入管中。室内洁净度与送、回风的布置形式以及换气次数有关。

非层流洁净技术因设备投入和运行成本比较低,在药品生产上得到广泛运用,但净化效果较差。

三、洁净室的净化标准

洁净室的设计必须符合相应的洁净度要求,包括达到"静态"和"动态"的标准。GMP 2010 年修订版将无菌药品生产所需洁净区分为以下 4 个级别:

A 级高风险操作区,如灌装区、放置胶塞桶、敞口安瓿瓶、敞口西林瓶的区域及无菌装配或连接操作的区域,应当用单向流操作台(罩)维持该区的环境状态。

B 级指无菌配制和灌装等高风险操作 A 级区所处的背景区域。

C 级和 D 级指生产无菌药品过程中重要程度较低的洁净操作区。

配制不同制剂对空气洁净度有不同的要求。如口服液体和固体制剂、腔道用药(含直肠用药)、表皮外用药品等非无菌制剂生产的暴露工序区域及其直接接触药品的包装材料最终处理的暴露工序区域,应当参照 D 级洁净区的要求设置,企业可根据产品的标准和特性对该区域采取适当的微生物监控措施。

空气洁净技术对保证洁净室达到一定的洁净度,满足不同药品生产的需要,具有十分重要的意义。然而,要想提高药品生产质量,还必须采取其他各项卫生管理措施,如对洁净室的洁净度进行动态监测、对洁净室内的各种可能污染来源进行综合考虑和控制等,这样才能达到预期的效果。

操作人员进入洁净区前必须经过净化,净化的程序根据所生产药品对生产环境洁净度要求的不同而不同。此外,生产过程中使用的原辅料、包装材料及容器等进入洁净区之前也必须先经过净化,如拆除外包装、清洁、消毒、灭菌等,然后经气闸室或传递窗(柜)方可进入洁净区。

第三节　灭菌与无菌技术

灭菌是指采用物理或化学方法将所有致病和非致病的微生物、繁殖体和芽孢全部杀灭的技术。所谓"菌"是指微生物,包括细菌、真菌、病毒等。

除菌是利用过滤介质或静电法将杂菌予以捕集、截留的技术。防腐是指以低温或化学药品防止和抑制微生物生长与繁殖的技术,也称抑菌。消毒是指采用物理和化学方法杀死或除去病原微生物的技术。

灭菌法是指用适当的物理或化学手段将物品中活的微生物杀灭或除去,从而使物品残存活微生物的概率下降至预期的无菌保证水平(简称 SAL)的方法。微生物的种类不同、灭菌方法不同,灭菌效果也不同。细菌的芽孢具有较强的抗热能力,因此灭菌效果常以杀灭芽孢为准,可根据被灭菌物品的特性采用一种或多种方法组合灭菌。对于任何一批灭菌物品而言,绝对无菌无法保证,也无法用试验来证实。一批物品的无菌特性只能相对地通过物品中活微生物的概率低至某个可接受的水平来表述,即无菌保证水平。实际生产中,灭菌是指将物品中污染微生物的概率下降至预期的无菌保证水平。最终灭菌的物品生物存活概率,即 SAL$\leqslant 10^{-6}$。灭菌程序的验证,常常用到生物指示剂,其被杀灭程度,是评价一个灭菌程序有效性最直观的指标,用于灭菌验证中的生物指示剂一般是细菌的芽孢。

无菌操作法是将制备过程控制在无菌环境下进行操作的一种技术。

无菌药品是指法定药品标准中列有无菌检查项目的制剂和原料药,包括无菌制剂和无菌原料药。无菌药品按生产工艺可分为两类:采用最终灭菌工艺的为最终灭菌产品;部分或全部工序采用无菌生产工艺的为非最终灭菌产品。只要物品允许,应尽可能选用最终灭菌法灭菌。若物品不适合采用最终灭菌法,可选用过滤除菌法或无菌生产工艺达到无菌保证要求,只要可能,应对非最终灭菌的物品作补充性灭菌处理(如流通蒸汽灭菌)。

灭菌与无菌操作是使注射剂、输液、滴眼剂等无菌制剂安全用药的重要保证,也是制备这些制剂必不可少的单元操作。中药制剂生产过程中采取灭菌措施的基本目的是,既要除去或杀灭微生物,又要保证药物的稳定性、治疗作用及用药安全,因此选择适宜的灭菌法对保证产品质量有着重要意义。

《中国药典》2015 年版收载的灭菌方法有湿热灭菌法、干热灭菌法、辐射灭菌法、气体灭菌法和过滤除菌法。

一、灭菌工艺有关参数及其相关性

(一)D 值与 Z 值

1.D 值

对灭菌过程的动力学研究表明,灭菌时微生物的死亡速度可以用一级动力学过程来描述,即符合下列方程:

$$\frac{\mathrm{d}N}{\mathrm{d}t} = -k(N_0 - N_t) \tag{7-1}$$

或

$$\lg N_t = \lg N_0 - \frac{kt}{2.303} \tag{7-2}$$

式中,N_0 为原有微生物数;N_t 为灭菌时间为 t 时残存的微生物数;k 为杀灭速度常数。$\lg N_t$ 对 t 作图得一直线，斜率 $=-\dfrac{k}{2.303}=\dfrac{\lg N_t-\lg N_0}{t}$，令斜率的负倒数为 D 值，即：

$$D=\frac{2.303}{k}=\frac{t}{\lg N_0-\lg N_t} \tag{7-3}$$

由式 7-3 可知，当 $\lg N_0-\lg N_t=1$ 时 $D=t$，即 D 的物理意义为，在一定温度下杀灭微生物 90% 或残存率为 10% 时所需的灭菌时间（分）。D 值越大，该温度下微生物的耐热性就越强，在灭菌时就越难被杀灭；微生物的种类、所处环境、灭菌方法、灭菌温度不同，D 值也不同；对某种特定的微生物而言，在其他条件保持不变的情况下，D 值随灭菌温度的变化而变化，灭菌温度升高，D 值降低。

2.Z 值

在设计灭菌温度时，为了确保灭菌效果，必须了解在该温度下微生物的 D 值，同时也应掌握温度变化对 D 值的影响。衡量温度对 D 值影响的参数称为 Z 值。

灭菌条件不同，其灭菌速率也不同。当温度升高时，速度常数后增大，因而 D 值（灭菌时间）随温度的升高而减少。在一定温度范围内（$100\sim138℃$）$\lg D$ 与温度 T 之间呈直线关系。

令

$$Z=\frac{T_2-T_1}{\lg D_1-\lg D_2} \tag{7-4}$$

故 Z 值为，在一定温度条件下对特定的微生物灭菌时，降低一个 $\lg D$ 值所需升高的温度数。即，灭菌时间减少到原来的 $1/10$ 所需升高的温度。如 $Z=10℃$，意思是灭菌时间减少到原来灭菌时间的 10%，且具有相同的灭菌效果，所需升高的灭菌温度为 $10℃$。式 7-4 可以改写为：

$$\frac{D_2}{D_1}=10^{\frac{T_1-T_2}{Z}} \tag{7-5}$$

设 $Z=10℃$，$T_1=110℃$，$T_2=121℃$，则 $D_2=0.079D_1$。即 $110℃$ 灭菌 $1\min$ 与 $121℃$ 灭菌 $0.079\min$，其灭菌效果相当。若 $Z=10℃$，灭菌温度每增加 1 度，则 $D_1=1.259D_2$，即温度每增加 $1℃$，其灭菌速率提高 25.9%。

Z 值越大，微生物对灭菌温度变化的"敏感性"就越弱，期望通过升高灭菌温度来加速杀灭微生物的效果就越不明显。

（二）F 值与 F_0 值

在检品中存在微量的微生物时，往往难以用现行的无菌检验法检出。因此，有必要对灭菌方法的可靠性进行验证。F 值与 F_0 值可作为验证灭菌可靠性的参数。

1. F 值

F 值的数学表达式如下：

$$F = \Delta t \sum 10^{\frac{T-T_0}{Z}} \qquad (7\text{-}6)$$

式中，Δt 为测量被灭菌物温度的时间间隔，一般为 $0.5 \sim 1.0\text{min}$；T 为每个时间间隔 Δt 所测得被灭菌物温度；T_0 为参比温度。根据表达式，F 值为在一系列温度 T 下给定 Z 值所产生的灭菌效力与在参比温度 T_0 下给定 Z 值所产生的灭菌效力相同时，T_0 温度下所相当的灭菌时间，以分为单位。即整个灭菌过程的效果相当于 T_0 温度下 F 时间的灭菌效果。

2. F_0 值

在湿热灭菌时，参比温度定为 121℃，以嗜热脂肪芽孢杆菌作为微生物指示菌，该菌在 121℃ 时，Z 值为 10℃。则：

$$F_0 = \Delta t \sum 10^{\frac{T-121}{10}} \qquad (7\text{-}7)$$

显然，F_0 值为一定灭菌温度 (T)，Z 为 10℃ 所产生的灭菌效果与 121℃，Z 值为 10℃ 所产生的灭菌效力相同时所相当的时间 (min)。也就是说，不管温度如何变化，t 分钟内的灭菌效果相当于温度在 121℃ 下灭菌 F_0 分钟的效果，即它把所有温度下灭菌效果都转化成 121℃ 下灭菌的等效值。因此称 F_0 值为标准灭菌时间 (min)。按式 7-7 定义的 F_0 值又叫物理 F_0 值，目前 F_0 值常用于热压灭菌。

灭菌过程中，只需记录被灭菌物的温度与时间，就可算出 F_0。假设数据如式 7-8，Δt 为 1min，即每分钟测量一次温度。

F_0 值的计算要求测定灭菌物品内部的实际温度，并将不同温度与时间对灭菌的效果统一在 121℃ 湿热灭菌的灭菌效力，它包括了灭菌过程中升温、恒温、冷却三部分热能对微生物的总致死效果。故 F_0 值可作为灭菌过程的比较参数，对于灭菌过程的设计及验证灭菌效果具有重要意义。F_0 值仅是用时间单位表示量值，并不是"时间"的量值。

F_0 值的影响因素主要有：①容器大小、形状、热穿透系数。②灭菌产品溶液黏度、容器充填量。③容器在灭菌器内的数量与排布等。

F_0 值是 121℃ 时微生物降解所需时间，参考式 7-3，F_0 值等于 D_{121} 值与微生物的对数降低值的乘积。由于 F_0 值由微生物的 D 值和微生物的初始数及残存数所决定，所以 F_0 值又叫生物 F_0 值。

$$F_0 = D_{121} \times (\lg N_0 - \lg N_t) \qquad (7\text{-}8)$$

式中，N_t 为灭菌后预期达到的微生物残存数，又叫染菌度概率，一般取 N_t 为

10^{-6}（原有菌数的百万分之一，或 100 万个制品中只允许有一个制品染菌）即认为达到可靠的灭菌效果。比如，将含有 200 个嗜热脂肪芽孢杆菌的 5％葡萄糖水溶液以 121℃热压灭菌时，其 D 值为 2.4min。则：

$$F_0 = 2.4 \times (\lg200 - \lg10^{-6}) = 19.92(\text{min}) \tag{7-9}$$

因此，F_0 值也可认为是相当于 121℃热压灭菌时杀死容器中全部微生物所需要的时间。

由于 F_0 值综合考虑了温度与时间对灭菌效果的影响，而且以"标准状态"作为参照，可以较科学、准确地对灭菌程序进行设计和验证。但是，制药工业实践证明：对于耐热性差的产品，在 F_0 值低于 8 时，只要强化工艺控制手段，仍能达到无菌的标准；相反，当工艺失控时，即使 F_0 值大于 8，也不一定能达到无菌的要求。

（三）无菌保证水平（SAL）

无菌保证水平系指一项灭菌工艺赋予产品无菌保证的程度。一项灭菌工艺的无菌保证水平用该灭菌批中非无菌品的概率来表示，通常要求 SAL 为 10^{-6}，即在一百万个已灭菌品中，活菌的数量不得超过一个。目前，污染概率低于百万分之一已经成为国际公认的灭菌标准。

若设灭菌产品中微生物存活概率为 P，产品带菌量为 N_0，D_{121} 及 F_0 之间存在如下关系式：

$$\lg P = \lg N_0 - F_0/D_{121} \tag{7-10}$$

将 $P = 10^{-6}$ 代入，可得：

$$F_0 = D_{121} \times \lg N_0 + 6 \times D_{121} \tag{7-11}$$

由式 7-11 可以看出：在一定的 F_0 值下，灭菌的效果除了与微生物的耐热性参数有关外，还与产品的污染水平相关；产品灭菌前的含菌量越高，无菌保证的可信度就越小。因此，对于热稳定性很好，能经受苛刻灭菌条件的产品，应首选"过度杀灭法"，以杀灭微生物作为实现无菌的手段；对于热稳定性较差的产品，在无菌生产工艺过程中，应当将防止产品被耐热菌污染放在首位，而不是完全依赖最终灭菌去消除污染。

二、物理灭菌法

物理灭菌法系指采用加热、射线和过滤方法杀灭或除去微生物的技术。

（一）热灭菌法

加热可以破坏蛋白质与核酸中的氢键，导致蛋白质变性或凝固、核酸破坏、酶失去活性，致使微生物死亡。热灭菌分为干热灭菌和湿热灭菌，灭菌所需热量与灭菌量、灭菌时间、湿度等有关。

1.干热灭菌法

干热灭菌法是指在干热环境中灭菌的方法,包括火焰灭菌法和干热空气灭菌法。此法适用于耐高温但不宜用湿热灭菌法灭菌的物品,如玻璃器具、金属制容器、纤维制品、固体试药、液状石蜡等均可采用本法灭菌。缺点是穿透力弱,温度不易均匀,而且灭菌温度较高,灭菌时间较长,不适于橡胶、塑料及大部分药品的灭菌。

(1)火焰灭菌法。直接在火焰中烧灼灭菌的方法。灭菌迅速、可靠、简便,适用于耐火焰材质的物品(如金属、玻璃及瓷器等)与用具的灭菌,不适用于药品的灭菌。

(2)干热空气灭菌法。为在高温干热空气中灭菌的方法。由于干燥状态下微生物的耐热性强,必须长时间受高热的作用才能达到灭菌的目的。《中国药典》(2015年版)规定,干热灭菌条件一般为160~170℃ 120min以上、170~180℃ 60min以上或250℃ 45min以上,也可采用其他温度和时间参数。250℃ 45min的干热灭菌也可除去无菌产品包装容器及有关生产灌装用具中的热原物质。采用干热灭菌时,被灭菌物品应有适当的装载方式,不能排列过密,以保证灭菌的有效性和均一性。

无论采用何种灭菌条件,均应保证灭菌后的物品的 SAL$\leqslant 10^{-6}$。采用干热过度杀灭后的物品一般无须进行灭菌前污染微生物的测定。

2.湿热灭菌法

湿热灭菌法是指将物品置于灭菌柜内利用高压饱和蒸汽,过热水喷淋等手段使微生物菌体中的蛋白质、核酸发生变性从而杀灭微生物的方法。此法灭菌能力强,为热力灭菌中最有效、应用最广泛的灭菌方法。药品、容器、培养基、无菌衣、胶塞以及其他遇高温和潮湿不发生变化或损坏的物品,均可采用本法灭菌。

湿热灭菌条件的选择应考虑灭菌物品的热稳定性、热穿透力、微生物污染程度等因素。湿热灭菌条件通常采用121℃ 15min、121℃ 30min或116℃ 40min的程序,也可采用其他温度和时间参数,但无论采用何种灭菌温度和时间参数,都必须证明所采用的灭菌工艺和监控措施在正常运行过程中能够确保物品灭菌后的SAL$\leqslant 10^{-6}$。当灭菌程序的选定采用 F_0 值概念时,应采取特别措施确保被灭菌物品能得到足够的无菌保证,此时,除对灭菌程序进行验证外,还必须在生产过程中对微生物进行监控,证明污染的微生物指标低于设定的限度。对热稳定的物品,灭菌工艺可首选过度杀灭法,以保证被灭菌物品获得足够的无菌保证值。热不稳定性物品,其灭菌工艺的确定依赖于在一定的时间内,一定生产批次的被灭菌物品灭菌前微生物污染的水平及其耐热性。因此,日常生产全过程应对产品中污染的微生物进行连续地、严格地监控,并采取各种措施降低物品微生物污染水平,特别是防止耐热菌的污染。热不稳定性物品的 F_0 值一般不低于 8min。

采用湿热灭菌时,被灭菌物品同样应有适当的装载方式,不能排列过密,以保证灭菌的有效性和均一性。

(1)热压灭菌法。是采用高压饱和水蒸气加热杀灭微生物的方法。此法具有很强的灭菌效果,灭菌可靠,能杀灭所有细菌繁殖体和芽孢,是在制剂生产中应用最广泛的一种灭菌方法。热压灭菌所需的温度(蒸汽表压)与时间的关系如下: 115℃(67kPa) 30min、121℃(97kPa) 20min、126℃(139kPa) 15min。凡能耐高压蒸汽的药物制剂、玻璃容器、金属容器、瓷器、橡胶塞、膜过滤器等均能采用此法。

常用的热压灭菌器有手提式热压灭菌器、立式热压灭菌器和卧式热压灭菌柜等。使用设备时必须严格按照操作规程操作,防止事故发生。国内绝大多数获得GMP认证的注射剂车间已经采用全自动灭菌器,根据灭菌温度和时间的设定条件将操作温度与时间自动记录与控制,自动计算出 F_0 值,以判断灭菌的完全与否。

(2)流通蒸汽灭菌。是在常压下使用 100℃ 流通蒸汽加热杀灭微生物的方法。通常灭菌时间为 30～60min。此法适用于消毒及不耐高热的制剂的灭菌,但不能保证杀灭所有的芽孢,是非可靠的灭菌法,一般可作为不耐热无菌产品的辅助灭菌手段。

(3)煮沸灭菌法。是把待灭菌物品放入沸水中加热灭菌的方法。通常煮沸 30～60min。此法灭菌效果差,常用于注射器、注射针等器皿的消毒。必要时加入适当的抑菌剂,如甲酚、氯甲酚、苯酚、三氯叔丁醇等,以提高灭菌效果。

(4)低温间歇灭菌法。将待灭菌的物品,用 60～80℃ 水或流通蒸汽加热 1h,杀灭其中的细菌繁殖体,然后在室温或 37℃ 恒温箱中放置 24h,使其中残存的芽孢萌发成繁殖体,再进行加热将其杀灭。反复进行 3～5 次,直至消灭芽孢为止。此法适用于不耐高温的制剂的灭菌。缺点是:费时,工效低,且芽孢的杀灭效果往往不理想,必要时加适量的抑菌剂,以提高灭菌效率。

(5)影响湿热灭菌的因素。①不同细菌的不同发育期与数量:不同细菌或同一细菌的不同发育阶段对热的抵抗力有所不同;繁殖期对热的抵抗力比衰老时期大得多,细菌芽孢的耐热性更强;细菌数越少,灭菌时间越短。如注射液在配制灌封后应立即灭菌,可缩短整个灭菌时间,且能使灭菌充分。②灭菌温度与灭菌时间:一般来说,灭菌时间与灭菌温度相关,高温灭菌即可缩短灭菌时间,但温度越高,药物的分解速度加快;低温长时间灭菌,也会增加药物的分解量。为保证药物的稳定性与有效性,应在达到有效灭菌的前提下适当选择灭菌温度和灭菌时间。③蒸汽的性质:蒸汽有饱和蒸汽、湿饱和蒸汽和过热蒸汽。饱和蒸汽热含量较高,潜热大,穿透力大,灭菌效力高。湿饱和蒸汽带有水分,热含量较低,穿透力差,灭菌效力较低。过热蒸汽温度高,但穿透力差,灭菌效率低。④介质的性质:制剂中含有营养物质,如糖类、蛋白质等,会增强细菌的抗热性。细菌的生活能力也受介质 pH 的影响:一般中性环境的耐热性最好,碱性次之,酸性不利于细菌的发育。⑤被灭菌物品的种类、大小、灭菌载量和装载方式,也会影响灭菌效果。

(二)射线灭菌法

1.辐射灭菌法

以放射性同位素(^{60}Co 或 ^{137}Cs)放射的 γ 射线杀菌的方法。射线可使有机化合物的分子直接发生电离,产生破坏正常代谢的自由基,导致微生物体内的大分子化合物分解。辐射灭菌的特点是不升高灭菌产品的温度,穿透性强,适合于不耐热药物的灭菌。医疗器械、容器、生产辅助用品、不受辐射破坏的原料药及成品等均可用本法灭菌。包装材料也可用本法灭菌,从而大大减少了污染的机会。此法已为《英国药典》《日本药局方》所收载。杀灭药品中活菌数的 90%(即减少一个对数周期)所需要吸收的射线剂量称为"D 值",其单位为"戈瑞"(Gy,即 1kg 被辐照物质吸收 1J 的能量为 1Gy),常用千戈瑞(kGy)表示。

我国对 γ 射线用于中药灭菌也进行了研究。《^{60}Co 辐照中药灭菌剂量标准(内部试行)》规定,辐照灭菌仅用于供国内流通中药的灭菌,并指出^{60}Co 辐照仅是中药灭菌的辅助手段,各级卫生行政部门要按照有关法规监督标准执行,防止滥用辐射灭菌;允许辐射灭菌的药材有 203 种,其中允许低剂量(3kGy)辐射的药材品种有 5个,中成药品种 70 个,多半为《中国药典》2015 年版收载及部颁品种,不允许辐射的药材品种有 2 个(含龙胆苦苷的药材如秦艽、龙胆及其制品)。辐照灭菌用于药品或食品都应经过安全试验,标准规定:凡"通知"中未规定的中药,原则上不允许辐照,若要辐照,则需向相关部门报批后,才能辐照。γ 射线辐射灭菌所控制的参数主要是辐射剂量(指灭菌物品的吸收剂量)。剂量的制定应考虑灭菌物品的适应性及可能污染的微生物最大数量及最强抗辐射力,事先应验证所使用的剂量不影响被灭菌物品的安全性、有效性及稳定性。常用的辐射灭菌吸收剂量为 25kGy,对最终产品、原料药、某些医疗器材应尽可能采用低辐射剂量灭菌。相关标准还规定了中药辐照灭菌时最大吸收剂量应不大于下列数值:散剂 3kGy、片剂 3kGy、丸剂5kGy、中药原料粉 6kGy。灭菌前,应对被灭菌物品微生物污染的数量和抗辐射强度进行测定,以评价灭菌过程赋予该灭菌物品的无菌保证水平。对于已设定的剂量,应定期审核,以验证其有效性。

灭菌时,应采用适当的化学或物理方法对灭菌物品吸收的辐射剂量进行监控,以充分证实灭菌物品吸收的剂量是在规定的限度内。

辐射灭菌设备费用高,对某些药品可能降低效力、产生毒性或发热物质,同时要注意安全防护等问题。

2.紫外线灭菌法

紫外线灭菌法是指用紫外线照射杀灭微生物的方法。一般用于灭菌的紫外线波长是200~300nm,灭菌能力最强的波长是254nm。紫外线作用于核酸蛋白促使其变性,同时空气受紫外线照射后产生微量臭氧,从而起共同杀菌作用。紫外线进行直线传播,可被不同的表面反射,穿透力微弱,但较易穿透清洁空气及纯净的水。因此本法适用于物品表面的灭菌、无菌室空气及蒸馏水的灭菌;不适用于药液和固体物质深部的灭菌;普通玻璃容器可吸收紫外线,因此装于其中的药物不能用此法灭菌。紫外线对人体照射过久,会发生结膜炎、红斑及皮肤烧灼等现象,故一般在操作前开启1~2h,操作时关闭。如必须在操作中使用,则工作者皮肤及眼应作适当防护措施。

3.微波灭菌法

微波灭菌法是用微波照射杀灭微生物和芽孢的灭菌方法。微波是一种高频、短波长的电磁波。微波灭菌法通常采用的微波频率范围是300MHz~300GHz。其作用机制包括:①热效应灭菌作用:微波的热效应灭菌作用必须在有一定含水量的条件下才能显现出来。因为水是一种微波的强吸收介质,微生物中的水分子能够很好地吸收微波能量,并随着微波电场方向的变化而高速转动,通过分子间碰撞、摩擦,产生热效应使物体温度迅速升高而呈现灭菌作用。微波能穿透到介质深部,通常可使介质表里一致地加热。②强电场破坏作用:微波的强电场对微生物的活性结构可以产生破坏作用,从而影响其自身代谢,导致微生物死亡。据报道,比较微波灭菌与高压蒸汽灭菌对17种化学药物稳定性的影响,证明对高压蒸汽灭菌稳定的药物,使用微波灭菌无变化;而对高压蒸汽灭菌不稳定的药物,如维生素C、阿司匹林等用微波灭菌,则比较稳定,其分解程度较低。

此法适用于以水为溶剂的液体药剂、中药饮片及固体制剂的灭菌。具有低温、常压、省时(灭菌速度快,一般为2~3min)、高效、均匀、保质期长(不破坏药物原有成分,灭菌后的药品存放期可增加1/3以上)、节约能源、不污染环境、操作简单、易维护等优点。

（三）滤过除菌法

滤过除菌法是利用细菌不能通过致密具孔滤材的原理以除去气体或液体中微生物的方法，是一种机械除菌的方法，这种机械叫除菌过滤器。常用于气体、热不稳定药品溶液或原料的除菌。

繁殖型细菌大小一般 $>1\mu m$，芽孢 $\leqslant 0.5\mu m$。对于以表面过筛作用截留的除菌滤器，其孔径必须小到足以阻止细菌和芽孢进入滤孔之内，例如纤维素酯膜滤器的筛孔大小约为 $0.2\mu m$；对于阻留于孔道内或静电作用截留的除菌滤器，其孔径可稍大于所需滤除的菌体，但压力过大或波动，菌体有被挤过的可能。

供灭菌用的滤器，要求能有效地从溶液中除净微生物，溶液顺畅地由滤器通过，滤液中不落入任何不需要的物质，滤器容易清洗，操作简便。灭菌过滤器一般选用孔径 $0.22\mu m$ 或 $0.3\mu m$；常用的除菌滤器有 G6 号垂熔玻璃漏斗、微孔薄膜滤器、孔径在 $1.3\mu m$ 以下的白陶土滤柱等。

通过过滤除菌法达到无菌的产品应严密监控其生产环境的洁净度，应在无菌环境下进行过滤操作。相关的设备、包装容器、塞子及其他物品应采用适当的方法进行灭菌，并防止再污染。

三、化学灭菌法

化学灭菌法是用化学药品直接作用于微生物而将其杀死的方法，包括化学气体灭菌法和消毒剂消毒法。化学杀菌剂不能杀死芽孢，仅对繁殖体有效，可减少微生物的数目，以控制无菌状况至一定水平。化学杀菌剂的效果依赖于微生物种类及数目、物体表面的光滑度或多孔性以及杀菌剂的性质。

化学灭菌法灭菌和消毒的机制包括：①作用于菌体蛋白质，使其变性死亡。②与微生物的酶系统结合，影响其代谢功能。③提高菌体膜壁的通透性，促使细胞破裂或溶解。

理想的化学灭菌剂应满足以下条件：①杀菌谱广。②有效杀菌浓度低。③作用迅速。④性质稳定，不易受其他理化因素影响。⑤易溶于水。⑥可在低温下使用。⑦毒性低、无腐蚀性、不易燃易爆。⑧无色、无嗅、无味、无残留。⑨来源广，价格低廉，便于运输。对于气体灭菌剂，还应考虑其形成气体或蒸汽的温度。在实际工作中，应根据灭菌目的和被灭菌物品的特点，选择合适的化学灭菌方法与化学灭菌剂。

1.气体灭菌法

气体灭菌法是指利用化学药品产生的气体或蒸气杀灭微生物的方法，适用于不能采用加热灭菌、滤过除菌等灭菌方法的药品、空气及环境的灭菌,采用该法灭菌时应注意杀菌气体对物品质量的损害以及灭菌后的残留气体的处理。

特点:①由于被灭菌物品不经过加热、辐射、消毒剂的涂擦或浸泡等,药物性质几乎不受影响。②灭菌时间较长,且需要密闭条件。③大多数气体灭菌剂会对人体皮肤、黏膜造成损害,应注意防护。④少数气体灭菌剂有易燃易爆性质。

常用的气体灭菌剂有环氧乙烷、甲醛、臭氧等。

环氧乙烷:为广谱杀菌剂,具有很强的扩散和穿透能力,可以穿透塑料、橡胶、纸板等,常用于塑料容器、橡胶制品、纸或塑料包装的固体药物、衣物、敷料、医疗器械,如一次性注射器、一次性输液器等卫生材料的灭菌。一般与 $80\%\sim90\%$ 的惰性气体混合使用,在充有灭菌气体的高压腔室内进行。环氧乙烷灭菌法的最大缺点是:具有易燃、易爆性;对人体皮肤、眼黏膜有损害,并且可产生吸入毒性。

甲醛:为广谱杀菌剂,与环氧乙烷相比较,杀菌力更强,但穿透力差,只用于空气灭菌。一般采用气体发生装置,加入甲醛溶液加热熏蒸,灭菌用量为 40% 甲醛溶液 $30\text{mL}/\text{m}^3$。甲醛熏蒸灭菌法的缺点是:灭菌时间长,操作较繁琐,可产生二次污染,对人体有一定的危害。

臭氧:为广谱杀菌剂,扩散性较高,杀菌能力强(与过氧乙酸相当),原料易得,具有环保性,是公认的绿色灭菌剂。一般采用臭氧发生器,与空气净化系统、制水系统的管路连接,对空气和水进行灭菌。

2.浸泡与表面消毒法

浸泡与表面消毒法是指将化学药品配成一定浓度的液体消毒剂,通过喷雾、涂擦或浸泡杀灭微生物的方法。特点:能够有效地杀死细菌繁殖体,减少微生物数量,但不能杀死芽孢;高浓度消毒剂具有腐蚀性。该法常应用于其他灭菌法的辅助措施,适用于皮肤、物品包装、器具、洁净区内环境等的表面消毒。

常用的消毒剂有:①醇类:如 $70\%\sim75\%$ 乙醇。②酚类:如 $2\%\sim5\%$ 苯酚溶液、2% 甲酚肥皂液(来苏儿)。③季铵盐类:如 $0.1\%\sim0.2\%$ 苯扎氯铵(洁尔灭)、苯扎溴铵(新洁尔灭)等阳离子型表面活性剂。④氧化剂:如 $0.2\%\sim0.5\%$ 过氧乙酸、3% 过氧化氢。⑤其他类:如含氯化合物、含碘化合物、酸类化合物和酯类化合物等。

四、无菌生产工艺

无菌生产工艺系指必须在无菌控制条件下生产无菌制剂的方法,无菌分装及无菌冻干是最常见的无菌生产工艺,后者在工艺过程中须采用过滤除菌法。采用无菌生产工艺时,应严密监控其生产环境的洁净度,并对无菌操作过程进行严格控制,包括对操作人员的卫生要求,对相关设备、包装容器、胶塞等应采用适当的方法进行灭菌,并防止被再次污染。无菌生产工艺应定期进行验证,包括对环境空气过滤系统有效性验证及培养基模拟灌装试验。

在药物制剂中,将一些不耐热的药物制成注射剂、眼用溶液、眼用软膏、皮试液等时,往往采用无菌生产工艺制备。按无菌生产工艺制备的产品,最后一般不再灭菌,但必须经过无菌检查法(见《中国药典》)检验证实已无微生物生存后,方能使用。

(一)无菌操作室的灭菌

无菌生产工艺所使用的一切用具、材料以及环境,均需选择适宜的方法灭菌,操作须在无菌操作室或无菌柜内进行。

无菌室的灭菌多采用灭菌和除菌相结合的方式实施。对于流动空气采用过滤介质除菌;对于静止环境的空气采用灭菌方法。常用空气灭菌法有甲醛溶液加热熏蒸法,丙二醇或三甘醇蒸气熏蒸法,过氧醋酸熏蒸法,紫外线空气灭菌法等。近年来利用臭氧进行灭菌,代替紫外线照射与化学试剂熏蒸灭菌,取得了令人满意的效果,是在 GMP 验证指南消毒方法中被推荐的方法。该法将臭氧发生器安装在中央空调净化系统送、回风总管道中与被控制的洁净区采用循环形式灭菌。臭氧灭菌法特点:①不需增加室内消毒设备。②可以使臭氧迅速扩散到洁净室的每个角落,臭氧浓度分布均匀,因而对空气中的浮游菌及设备、建筑物表面的沉降菌落都能消毒。③对空气净化过滤系统滋生的霉菌和杂菌起到了杀灭作用。④灭菌时间短(一般只需 1h),操作简便、效果好。

除用甲醛溶液加热熏蒸法定期进行较彻底的灭菌外,还要对室内的空间、用具、地面、墙壁等,用 3% 苯酚溶液、2% 煤酚皂溶液、0.2% 苯扎溴铵溶液或 75% 乙醇喷洒或擦拭。其他用具尽量用热压灭菌法或干热灭菌法灭菌。每天工作前开启紫外线灯 1h,中午休息也要开 0.5～1h,以保证操作环境的无菌状态。

(二)无菌操作

(1)在执行无菌操作时,必须明确物品的无菌区和非无菌区。

(2)执行无菌操作前,先戴帽子、口罩、洗手,并将手擦干,注意空气和环境清洁。

(3)夹取无菌物品,必须使用无菌持物钳。

(4)进行无菌操作时,凡未经消毒的手、臂均不可直接接触无菌物品或超过无菌区取物。

（5）无菌物品必须保存在无菌包或灭菌容器内，不可暴露在空气中过久。无菌物与非无菌物应分别放置。无菌包一经打开即不能视为绝对无菌，应尽早使用。凡已取出的无菌物品虽未使用也不可再放回无菌容器内。

（6）无菌包应按消毒日期顺序放置在固定的柜橱内，并保持清洁干燥，与非灭菌包分开放置，并经常检查无菌包或容器是否过期，其中用物是否适量。

（7）无菌盐水及酒精、新洁尔灭棉球罐每周消毒一次，容器内敷料如干棉球、纱布块等，不可装得过满，以免取用时碰在容器外面被污染。

少量无菌制剂的制备，普遍采用层流洁净工作台进行无菌操作，使用方便，效果可靠，为无菌操作创造了良好的条件。

第四节　防腐

中药制剂的防腐是保证中药制剂质量的一个重要环节。中药制剂由于原料质量、生产工艺、设备条件、贮藏环境等因素，有时会出现霉变、染菌等情况，严重影响药品质量，应该引起高度重视，并应积极采取各种有效预防措施，解决好防腐的问题。

一、防腐措施

防腐最重要的是应当注意药品生产过程中防止微生物的污染，实际生产时，往往不能完全杜绝微生物的污染，制剂中有少量微生物的存在，也会在适宜的条件下引起微生物的滋长与繁殖，结果导致霉败变质。因此，根据实际情况，有针对性地选择应用防腐剂，是中药制剂防腐的有效手段。

二、防腐剂

防腐剂是指能抑制微生物生长繁殖的化学物品，也称抑菌剂。药品生产过程中，为了防止制剂中微生物的生长繁殖，可根据各种剂型各个品种的不同要求，选用合适的防腐剂。理想的防腐剂应符合：①用量小，无毒性和刺激性。②溶解度能达到有效抑菌浓度。③抑菌谱广，能抑制多种微生物生长繁殖。④性质稳定，不与制剂中的其他成分起反应，对 pH 和温度变化的适应性较强，贮存时也不改变性状。⑤无特殊的不良气味和味道。

常用的防腐剂如下：

1.苯甲酸与苯甲酸钠

防腐作用依靠苯甲酸未解离分子，而其离子几乎无抑菌作用，一般用量为

0.1%～0.25%。pH 对苯甲酸类的抑菌效果影响很大,降低 pH 对其发挥防腐作用有利。一般 pH 小于 4 时防腐作用较好;pH 大于 5 时,用量不得少于 0.5%。苯甲酸防发酵能力较尼泊金类强,苯甲酸 0.25% 和尼泊金 0.05%～0.1% 联合应用对防止发霉和发酵最为理想,特别适用于中药液体制剂。苯甲酸钠在酸性溶液中与苯甲酸的防腐能力相当。

苯甲酸的溶解度在水中为 0.29%,在乙醇中为 43%(20℃)。苯甲酸钠的溶解度在水中为 55%(25℃),在乙醇中为 1.3%(25℃)。

2.对羟基苯甲酸酯类(尼泊金类)

又称羟苯酯类,包括甲酯、乙酯、丙酯和丁酯,是一类性质优良的防腐剂,无毒,无嗅,不挥发,化学性质稳定。随着分子中烷基碳数的增加,其抑菌作用增强,但溶解度降低,如羟苯丁酯的抑菌力最强,但溶解度最小。在酸性溶液中作用最强,在微碱性溶液中作用减弱。几种酯的合并应用有协同作用,效果更佳,一般用量为0.01%～0.25%。

对羟基苯甲酸酯类在水中不易溶解,配制时可用下列两种方法:①先将水加热至 80℃ 左右,然后加入该防腐剂,搅拌使其溶解。②先将其溶解在少量乙醇中,然后在搅拌下缓缓注入水中使其溶解。

聚山梨酯类表面活性剂能增加对羟基苯甲酸酯类在水中的溶解度,但由于两者之间发生络合作用,可减弱其防腐效力,有此情况时应适当增加对羟基苯甲酸酯类的用量。此外,这类防腐剂遇铁变色,遇弱碱、强酸易水解,包装材料为塑料制品时对其有吸附作用。

3.山梨酸

山梨酸的溶解度在水中为 0.2%(20℃),在乙醇中为 12.9%(20℃),在丙二醇中为 0.31%(20℃)。本品对霉菌的抑制力强,常用浓度为 0.15%～0.2%,对细菌的最低抑菌浓度为 2mg/mL(pH 小于 6.0 时),对霉菌或酵母菌的最低抑菌浓度为0.8～1.2mg/mL。聚山梨酯与本品也会因络合作用而降低其防腐效力,但由于其有效抑菌浓度低,因而仍有较好的抑菌作用。山梨酸也是依靠其未解离分子发挥防腐作用,在酸性水溶液中效果较好,一般介质的 pH 以 4.5 左右为宜。本品在水溶液中易氧化,使用时应予以注意。

4.乙醇

含 20% 乙醇(mL/mL)的制剂已有防腐作用。如制剂中另含有甘油、挥发油等成分时,低于 20% 的乙醇也可起到防腐作用。在中性或碱性溶液中含量在 25% 以上才能防腐,在中药糖浆中除使用其他防腐剂外,可再加乙醇达到 10%～20%,以增强抑菌效果。

5.酚类及其衍生物

常用作注射剂的抑菌剂。苯酚的有效抑菌浓度一般为 0.5％,在低温及碱性溶液中抑菌力较弱,与甘油、油类或醇类共存时抑菌效力降低。甲酚的一般用量为 0.25％~0.3％,抑菌作用比苯酚强 3 倍,毒性及腐蚀性比苯酚小,不易溶于水,易溶于油脂。氯甲酚的常用浓度为 0.05％~0.2％,其0.05％的浓度对绿脓杆菌的杀菌能力较强,本品对眼睛略有刺激性。

6.季铵盐类

常用作防腐剂的有洁尔灭、新洁尔灭和杜灭芬,用量约为 0.01％,具有杀菌和防腐作用。洁尔灭、新洁尔灭一般用作外用溶液,杜灭芬可用作口含消毒剂。本类化合物在 pH 小于 5 时作用减弱,遇阴离子表面活性剂时失效。

7.醋酸氯己定

又称醋酸洗必泰。为广谱杀菌剂,常用浓度为 0.02％~0.05％。其微溶于水,溶于乙醇和甘油。

8.其他

30％以上的甘油溶液具有防腐作用。适量的植物挥发油也有防腐作用,如常用 0.01％桂皮醛、0.01％~0.05％桉叶油、0.5％薄荷油等防腐。0.25％的氯仿水也有一定的防腐作用。

第八章　固体制剂

第一节　固体制剂概述

一、固体制剂口服的吸收过程

固体剂型口服后,在胃肠液中可划分为两个阶段:①以剂型因素为主的药物从制剂中释放、溶出的过程。②以生理因素为主的药物通过生物膜吸收的过程。通常吸收量与溶出量成正比,由于剂型的差异,处方不同及制备工艺的差别,常使药物制剂具有不同的生物学特性,从而影响药物在体内的吸收和药效,出现同一药物制成不同剂型的制剂后,其吸收部位、起效时间、持续时间、作用强度等药动学参数有较大差异。

经胃肠道给药的固体剂型,药物主要通过被动扩散经胃肠道上皮细胞膜吸收。所以固体剂型在到达生物膜被吸收之前,首先应崩解或分散成细小颗粒,然后药物从颗粒中溶出、溶入胃肠液中呈分子型,再通过生物膜进入血液循环,才能发挥药效。被动扩散吸收的药物,从制剂中溶出的速度是吸收限速因素。因此,可通过改进处方与工艺,提高药物的溶出速率,制备速效制剂以提高药物的生物利用度,或制备缓、控释固体剂型,减少给药次数和药物的不良反应。一般口服固体制剂吸收快慢的顺序如下:散剂＞颗粒剂＞胶囊剂＞片剂(素片＞薄膜衣片＞肠溶衣片)＞丸剂。

二、固体制剂的溶出

固体制剂的溶出过程可用 Noyes-Whitney 公式表示:

$$\frac{\mathrm{d}C}{\mathrm{d}t} = kS(C_s - C_t) \tag{8-1}$$

Nenst-Noyes-Whitney 方程:

$$\frac{\mathrm{d}C}{\mathrm{d}t} = \frac{DS(C_s - C_t)}{Vh} \tag{8-2}$$

式中,dC/dt 为溶出速率;D 为溶质在介质内扩散系数;V 为溶出介质体积;h 为扩散层厚度;S 为固体药物的表面积;C_s 为药物的溶解度;C_t 为 t 时间点溶液浓度。

在一定条件下,药物溶出速率常数:

$$k = \frac{D}{Vh} \tag{8-3}$$

当溶出药物迅速吸收,$C_s > C_t$ 时,Noyes-Whitney 方程可简化为:

$$\frac{dC}{dt} = kSC_s \tag{8-4}$$

影响溶出速率的主要因素为药物粒径及比表面积、溶解度、溶出介质浓度梯度 $(C_s - C_t)/Vh$。故常将药物微分化以增加药物的比表面积来增加溶出速度,从而提高吸收速率。减少固体药物粒径方法主要有微粉化、制成固体分散体和微粒结晶法。

第二节　散剂

一、散剂的定义、分类与特点

散剂是指一种或数种药物均匀混合制成的粉末状制剂。分为内服散剂和局部用散剂。内服散剂一般溶于或分散于水或其他液体中服用,也可直接用水送服。局部用散剂可供皮肤、口腔、咽喉、腔道等处应用;专供治疗、预防和润滑皮肤为目的散剂也可称为撒布散或撒粉。中药散剂在临床上仍应用较广。散剂具有以下特点:①易分散、具有较大的比表面积,起效迅速。②外用覆盖面大,具有保护、收敛作用。③制作单位剂量易控制,便于小儿服用。④贮存、运输、携带方便。但由于药物粉碎后比表面积增大,其嗅味、刺激性及化学活性等也相应增加,且某些挥发性成分易散失,故一些腐蚀性较强,遇光、湿、热容易变质的药物一般不宜制成散剂。一些剂量较大的散剂,有时不如丸剂、片剂或胶囊等剂型容易服用。

二、散剂的制备

散剂制备的一般工艺流程是:选择物料→前处理→粉碎→过筛→混合→分剂量→质检→包装→成品。

1.物料的前处理

物料是指药物与辅料。前处理是指将物料处理到符合制备制剂要求的程度。

如干燥成净药材供粉碎,西药原料一般需经干燥,控制一定含水量,以满足粉碎要求。

2.粉碎与过筛

粉碎是借助机械力将大块固体物料破碎成适宜程度的碎块或细粉的操作过程。粉碎的主要目的在于减少粒径、增加比表面积为制剂提供所要求粒度的物料,其药剂学意义在于:①提高难溶性药物的溶出度和生物利用度。②提高药物在制剂中的分散性。③有利于药物各成分混合的均匀性。但必须注意粉碎过程可能带来的不良影响,如晶型转变、热分解、黏附、凝聚性增大、密度减小、体积增大等。

(1)粉碎方法。粉碎方法可根据物料粉碎时的状态、组成、环境条件、分散方法等的不同,分为干法粉碎与湿法粉碎,单独粉碎与混合粉碎,低温粉碎,流能粉碎等。

(2)粉碎器械。

1)球磨机:由圆筒和内装一定数量大小不同的钢质、陶瓷或玛瑙圆球组成。球磨机是借撞击与研磨作用进行粉碎的器械,使用时将药物装入圆柱筒密盖后,用电动机转动,使筒中圆球在一定速度下滚动,并呈抛物线下落而产生撞击与研磨药物作用,粉碎效果良好。粉碎效率与圆球的大小,被粉碎药物的最大直径、圆筒内径、药物的弹性系数和圆球的重量等有关。圆球应有足够的重量,欲粉碎的药物直径以圆球直径的 $1/9 \sim 1/4$ 为宜。圆球的数量以占圆筒容积的 $30\% \sim 35\%$ 为宜,物料应占圆筒体积的 $15\% \sim 20\%$。

球磨机的结构简单,密闭操作,粉尘少,常用于毒、剧药物或贵重药物以及吸湿性或刺激性药物的粉碎。对于结晶性药物、硬而脆的药物易粉碎;易氧化的药物,可在惰性气体条件下密闭粉碎;也可进行无菌粉碎。

2)流能磨:利用高压流体(空气、蒸气或惰性气体)使药物颗粒之间以及颗粒与室壁之间碰撞、摩擦而产生强烈的粉碎作用粉碎物料。

在流能磨粉碎过程中,由于被压缩的流体在粉碎室中膨胀时产生冷却效应与研磨产生的热相互抵消,故被粉碎物料的温度不升高,因此本法适用于抗生素、酶、低熔点或其他对热敏感的药物的粉碎,而且在粉碎的同时就进行了分级,所以可得到 $5\mu m$ 以下的微粉。操作时应注意加料速度一致,以免堵塞喷嘴。

(3)粉末粗细(筛分)。粒度常以粒径表示,显然粉碎度越大,粉碎越小,粉碎度与细度是同一含义。散剂的粉碎并不是越细越好,应适度,需根据药物理化性质、稳定性、用药目的和给药途径分别对待,以达有效、安全、省时、节能的目的。粉末粗细分级的方法很多,在散剂的制备中多采用过筛法。一般散剂应为细粉,其中能通过 6 号筛的细粉含量不少于 95%；难溶性药物、收敛剂、吸收剂、儿科或外用散应为最细粉，其中能通过 7 号筛的细粉含量不少于 95%；眼膏剂中混悬的药物则要求粒度小于极细粉，应能全部通过 9 号筛。另外，对于有不良嗅味和刺激性的药物如奎宁、呋喃唑酮等，不宜粉碎太细；在胃中不稳定的药物如红霉素，若增加细度，则胃中分解加速，反而降低药效。

3.混合

混合是散剂制备的重要工艺过程之一，其目的在于使药物各组分在散剂中分散均匀、色泽一致，以保证剂量准确，用药安全有效。

(1)混合方法。目前常用的混合方法有：搅拌混合、研磨混合及过筛混合。通常用前两种方法混合后，再用过筛混合，以确保混合的均匀性。

(2)混合器械。研磨混合适用于小量药物的混合，常用的器械为研钵。大量生产时多用混合筒混合，常用 V 型混合筒和三锥混合机。此外，还有槽形混合机、双螺旋锥形混合机、气流混合机等混合设备。

(3)影响混合质量的因素及注意事项。散剂混合的效果与质量和下列因素及操作有关。

1)组分的比例量：两种物理状态和粉末粗细相似的等量药物混合时，一般容易混合均匀；若组分比例量较大，则不宜混合均匀，应采用"等量递加混合法"，即将量小的药物研细后，加入等容积其他药物细粉研匀，如此倍量增加至全部混匀，再过筛混合即可。但应注意器械对小剂量物料的吸附性。

2)组分的堆密度：一般将堆密度小的药物先放入容器内，再加堆密度大的药物，混匀。这样可避免堆密度小的药物浮于上部或飞扬，而密度大的药物则沉于底部，不易混匀，如轻质碳酸镁、轻质氧化镁等与其他药物混合时，应先将前者放入容器中。

3)组分的吸附性与带电性：某些药物粉末对混合器械具有吸附性，影响混合过程，一般应将量大且不易吸附的药粉或辅料垫底，量少且易吸附者后加入。通常加入少量表面活性剂克服粉末带电性，也可加入润滑剂如硬脂酸镁以抗静电。

4)含液体或吸湿组分：处方中若含有少量的液体组分(如挥发油、酊剂、流浸膏等)时，可利用处方中其他成分吸收；如含量较多，可另加适量的吸收剂吸收至不显潮湿为度。常用的吸收剂有磷酸钙、白陶土、环糊精、淀粉等。处方中含有结晶水的药物，如硫酸钠或硫酸镁结晶等研磨后可放出水，故可用等摩尔量的无水物代替。对于吸湿性强的药物(如胃蛋白酶、乳酶生等)，应在干燥环境下迅速操作，并且密封包装防潮。有的药物本身虽不吸潮，但相互混合后易于吸潮，可采用分别包装,使用时混合。

5)可形成低共熔混合物的组分:两种或两种以上药物混合后,熔点往往降低,如熔点降至室温附近,则易出现润湿或液化现象,称为低共熔现象。此现象的产生不利于组分的混合,一般低共熔现象的产生与药物品种及所用比例量有关,混合物润湿或液化的程度,主要取决于混合物的组成及温度条件,可能表现出不同的变化,如液化、润湿或仍保持干燥。

对于可形成低共熔物的散剂,应根据共熔后对药理作用的影响及处方中所含其他固体成分的数量而采取相应措施:①共熔后,药理作用较单独应用增强者,则宜采用共熔法,如氯霉素与尿素、灰黄霉素与 PEG6000 等,形成共熔混合物均比单独成分吸收快、药效高。②共熔后,药理作用几乎无变化,且处方中固体成分较多时,可将共熔成分先共熔,再以其他组分吸收混合,使分散均匀。③处方中含有挥发油或其他足以溶解共熔组分的液体时,可先将共熔组分溶解,然后再借喷雾法或一般混合法与其他固体成分混匀。④共熔后,药理作用减弱者或难以制备时,应分别用其他成分(或辅料)稀释或包衣,避免出现低共熔现象。

4.分剂量

混合均匀的散剂,按需要的剂量分成等重份数的过程称为分剂量。常用的方法有目测法、重量法和容量法。机械化生产常多用容量法分剂量。药物的流动性、吸湿性、堆密度等理化特性,均影响分剂量的准确性。

5.散剂的质量评价

按照《中国药典》的相关要求,有如下检查项目。

(1)粒度。除另有规定外,取供试品约 10g,精密称定,局部用散剂置 7 号筛,筛上加盖,并在筛下配有密合的接受器,照粒度测定法检查,精密称定通过筛网的粉末重量,不应低于 95%。

(2)外观均匀度。取供试样品适量,置光滑纸上,平铺约 $5cm^2$,将其表面压平,在亮处观察,应呈现均匀的色泽,无花纹与色斑。

(3)干燥失重。除另有规定外,取供试样品,按照干燥失重测定法测定,减失重量不得超过 2.0%。

(4)装量差异。取散剂 10 包(瓶),除去包装后分别称重,单剂量及一日剂量包装的散剂,均应检查其装量差异限度,应符合规定。

此外,还应做微生物限度或无菌(创面用散剂)检查,并应符合规定。

6.散剂的吸湿、包装与贮存

(1)散剂的吸湿。固体表面吸附水气分子的现象称为吸湿。药物的吸湿性决定其在恒温下的吸湿平衡。当空气中的水蒸气分压大于药物粉末本身(结晶水或吸附水)所产生的饱和水蒸气压时,则发生吸湿或潮解;而含结晶水药物本身的饱和水蒸气压较大时,则可能发生风化(失去或部分失去结晶水)。水溶性的药物粉末在较低相对湿度环境时不吸湿,但当提高相对湿度到某一定值时,能迅速增加吸收量,此时的相对湿度称为临界相对湿度(CRH)。

药物均有特定的 CRH 值,因此可用 CRH 值作为散剂吸湿性大小的衡量指标。CRH 值越高则越不易吸湿,反之,则易吸湿。上述为单纯药物的吸湿性,实际上散剂一般多为两种或两种以上药物或与辅料的混合物。由水不溶性药物组成且互不发生作用的混合物,其吸湿量具有加和性。但水溶性吸湿药物的混合物料的吸湿性增加,且与组分的比例无关($CRH_{AB} = CRH_A \times CRH_B$)。

(2)散剂的包装。分剂量的散剂包装有五角包、四角包、塑料袋或纸袋。不分剂量的外用散剂或非单剂量的散剂,大规格的可用塑料袋、纸盒、玻璃管或瓶包装。玻璃管或瓶装时可加盖软木塞用蜡封固或加盖塑料内盖。用塑料袋包装,应热封严密。有时在大包装中装入干燥剂(如硅胶)等。复方散剂用瓶装时,瓶内药物应填满,压紧。

(3)散剂的贮存。散剂应密闭贮存,含挥发或易吸湿性药物的散剂,应密封贮存。除防湿、防挥发外,温度、微生物及光照等对散剂的质量均有一定影响,应予以重视。

第三节　颗粒剂

颗粒剂是指药物与适宜的辅料制成的干燥颗粒状制剂。其中粒径范围在 $105 \sim 500\mu m$ 的颗粒剂又称细(颗)粒剂,并已载入《日本药局方》。颗粒剂既可吞服,又可混悬或溶解在水中服用。根据其在水中的溶解情况,分为可溶型、混悬型及泡腾型颗粒剂。

与散剂相比,颗粒剂具有:①飞散性、附着性、聚集性、分离性、吸湿性等均较小,有利于分剂量和含量准确。②服用方便,适当加入芳香剂、矫味剂、着色剂等可制成色、香、味俱全的药物制剂。③必要时可以包衣或制成缓释制剂。但颗粒剂由于粒子大小不一,在用容量法分剂量时不易准确,且混合性能较差。几种密度不同、数量不同的颗粒混合时,芳香剂可溶于有机溶剂中,均匀喷入干颗粒中并密闭一定时间,以免挥发损失。

一、颗粒剂的制备

1.制软材

将药物与辅料(常用淀粉、乳糖、蔗糖等)、崩解剂等混合后,加入黏合剂进行混合制软材(握紧能成团,轻压易裂开)。

2.制粒

颗粒剂制粒常采用挤出制粒法,也可采用一步造粒机械,如离心造粒、喷雾干燥制粒或流化制粒。由于制粒后不能再添加崩解剂,所以选用的黏合剂不应过度影响颗粒的崩解。

3.干燥

颗粒剂的干燥,常用加热(烘箱)、真空及沸腾干燥等方法。

4.整粒与分级

湿粒干燥过程中,由于颗粒间相互黏着凝集,部分颗粒可能形成块状或条状,必须通过破碎过筛整粒以制成一定粒度的均匀颗粒。一般应按粒度规格的上限和下限,过筛,把不能通过筛孔的部分进行适当破碎,并根据粒度规格的下限,过筛,除去粉末部分。

5.包衣

为了使颗粒剂达到矫味、矫嗅、稳定、缓释或肠溶的目的,可对其进行包衣,一般常用薄膜包衣。

二、颗粒剂的质量检查

除主药含量测定外,《中国药典》还规定有外观、粒度、干燥失重、溶化性及装量差异等检查。

1.外观

颗粒应干燥、均匀、色泽一致。无吸潮、软化、结块、潮解等现象。

2.粒度

除另有规定外,照粒度测定法检查,一般颗粒剂不能通过 1 号筛(2000μm)与能通过 5 号筛(180μm)的总和不得超过供试量的 15%。

细颗粒的粒度:不能通过 5 号筛与能通过 9 号筛(75μm)的总和不得超过供试量的 10.0%。

3.干燥失重

除另有规定外,按干燥失重测定法测定,含糖颗粒剂宜在 80℃真空干燥,减失重量不得超过 2.0%。

4.溶化性

取供试品 10g,加热水 200mL,搅拌 5min,可溶性颗粒剂应全部溶化或可允许有轻微浑浊,但不得有异物。混悬性颗粒剂应能混悬均匀,泡腾性颗粒剂遇水时应立即产生二氧化碳气体,5min 内颗粒完全分散或溶解在水中。

5.装量差异

单剂量包装颗粒剂重量差异限度,应符合《中国药典》的规定。此外还有含量均匀度、溶出度检查。

第四节　胶囊剂

胶囊剂是指将药物盛装于硬质空胶囊或具有弹性的软质胶囊中制成的固体制剂。一般供口服应用,但也可用于其他部位(如直肠、阴道、植入等)。 胶囊剂可分为硬胶囊剂、软胶囊剂、肠溶和缓控释胶囊剂。 胶囊剂具有以下特点:

(1)可掩盖药物的不良嗅味,减小药物的刺激性。

(2)与片剂、丸剂等相比,具有吸收好、生物利用度高的特点。

(3)可提高对光和热等不稳定的药物的稳定性,如某些维生素、抗生素等可装入不透光的胶囊中,以保护药物免受湿气和空气中氧、光线的作用。

(4)可弥补其他剂型的不足,如油类液态药物不易制成片剂或丸剂时,可制成胶囊剂。主药剂量小、难溶于水,在胃肠道内不易吸收的药物,可使其溶于适当的油中,再制成胶囊剂,以利吸收。

(5)可制成缓、控释胶囊剂,达到延长药效的目的。另外,还可根据需要将药物制成直肠或阴道等给药的胶囊剂。

(6)胶囊包衣可达到定位释药的要求,选择 Eudragit L 和 S 混合物作为包衣材料包衣,可在结肠释放药物,定位治疗肠道疾病。

但下列情况不宜制成胶囊剂:①药物的水溶液或乙醇溶液(因能使胶囊壁溶解)。②易溶性药物如氧化钠、溴化物、碘化物等以及小剂量的刺激性药物(因在胃中溶解后局部浓度过高而刺激胃黏膜)。③易风化药物(可使胶囊壁变软)。④吸湿性药物(可使胶囊壁干燥而变脆),但若加以改善,如加入少量惰性油与吸湿性药物混匀,则可延缓或预防胶囊壁变脆而可制成胶囊剂。

一、硬胶囊剂

硬胶囊剂是将一定量的药物加辅料制成均匀的粉末或颗粒,充填于空胶囊中,或将药物粉末直接填充于空胶囊中制成。可将药物的油状液体、混悬液、糊状物填充于空胶囊中制成硬胶囊。还可制成一些特殊类型的内服、植入和外用的硬胶囊剂,如将一种或多种速释小丸、缓/控释小丸或微片等,单独填充或混合后填充的缓/控释胶囊、速溶胶囊、泡腾胶囊和植入胶囊等。

1.胶囊壳的组成

胶囊壳的主要成分是明胶,一般应添加少量增塑剂、防腐剂、着色剂、遮光剂以及便于加工成型与改进胶囊壳的辅助剂等。如加入阿拉伯胶或蔗糖以增加胶壳的机械强度,加入疏水性物质以增加耐水性,加入肠溶性物质以达到肠溶要求,也可在胶壳表面进行包衣。

(1)明胶。明胶为动物的皮、骨、结缔组织中不溶性纤维蛋白胶原,经部分水解提取而得的一种复杂的蛋白质。明胶的理化性质随胶原的来源、提取工艺等条件的不同而不同。胶原的来源不同,明胶的物理性质有很大差异,如以骨骼为原料制得的骨明胶,质地坚硬,性脆且透明度较差;以猪皮为原料制得的猪皮明胶,则富有可塑性,透明度也好,因而常将两者混用。

(2)其他辅料。

1)增塑剂:由于明胶易吸湿脱水,为了增加胶囊壳的坚韧性与可塑性,可适当加入少量附加剂,常用甘油、山梨醇、羧甲基纤维素钠(CMC-Na)、羟丙基纤维素(HPC),用量<5%。为了减弱蘸膜后明胶的流动性,可加入琼脂以增加胶液的胶冻力。

2)着色剂:为使产品美观,便于识别,胶液中也可加入各种食用染料着色,常用的有胭脂红、苋菜红、柠檬黄、亮蓝、日落黄等。对光敏感的药物,可加入2%~3%的二氧化钛作蔽光剂制成不透光的胶囊壳。

3)表面活性剂:十二烷基硫酸钠可作为模柱的润滑剂,使胶液表面张力降低,并可增加空胶囊的光泽。

4)防腐剂:为了防止空胶囊在贮存中发生霉变,可加入适量尼泊金类作防腐剂。

2.胶囊剂的生产工艺

(1)胶囊壳的制备及质量要求。胶囊壳的制备可分为溶胶、蘸胶、干燥、切割、拨壳及整理六个工序。操作环境的温度应为10~25℃,相对湿度为30%~45%。

胶囊壳的质量应检查外观、弹性(手压胶囊口不碎)、溶解时间(37℃,15min)、水分(12%~15%)及胶囊壳的厚度、均匀度等项目。胶囊壳应贮存在密闭容器中,环境温度不宜超过37℃(15~25℃最适宜),相对湿度不超过50%(30%~40%为宜),阴凉干燥处避光保存,备用。

(2)胶囊的填充及设备。硬胶囊剂生产的工艺流程为:各组成的粉碎、过筛、混合、胶囊的填充以及胶囊的除尘清洗、检查、包装。

1)胶囊的填充:硬胶囊剂一般可填充粉末状药物,也可填充颗粒、小丸、微片、液体或半固体性质的药物。

硬胶囊填充后,可将加热金属棒压于囊帽,使与囊身融合称为点封;也可将同浓度明胶涂于接口周围形成带圈黏合称带封;将囊身内药物压低,滴加热胶液布满囊口后冷却固封囊帽称口封;将稀醇润湿囊帽壁后套于盛油的囊身,迅速旋转黏合称为黏封(Licaps封,是采用水和乙醇之类能降低明胶熔点的液体均匀分布于囊帽与囊帽的交叉处,用吸干的办法除去过量液体,加热使囊帽与囊身黏合);或用锁口胶囊卡封。

2)胶囊壳的选用:胶囊壳的规格由大到小分为000号、00号、0号、1号、2号、3号、4号和5号共8种,一般常用的是0～5号,随着号数由小到大,容积由大到小。由于药物的填充多用容积控制,而药物的密度、晶态、颗粒大小等不同,所占的容积也不同,故应按药物剂量所占容积来选用适宜大小的胶囊壳,一般试装后决定。

3)胶囊剂的处方设计:胶囊剂的处方应考虑,设计粉末的性质、药物的稳定性与生物利用度、填充方法及贮存条件等因素的影响。①粉末的流动性:尤其对高速填充机,粉末的流动性易影响装量的准确性,应严格控制粉末的粒度。流动性差的针晶或易引湿粉末,可加适量润滑剂、助流剂(微粉硅胶,常用量0.1%,其他如硅油、乙二醇酯、硬脂酸、滑石粉等),减少分层作用。②粉末的分散与润湿:疏水性药物,如灰黄霉素、苯妥英钠等遇体液时易结块,可加入亲水性辅料,如微晶纤维素、甲基纤维素、羟乙基纤维素,也可加入适量表面活性剂,以增加药物的分散或润湿,提高药物的溶出度和生物利用度。③液体、半固体药物:用于填充液体、半固体药物的胶囊应采用锁口胶囊,以防帽身分离以及液体的泄漏,造成浪费;液体药物也可选用适当辅料制成糊状物,用泵压法填充;也可用触变流体用排液泵罐装。如维生素A 50000U加花生油100mg于蜂蜡20mg装4号胶囊。

4)药物的填充:可以单纯用药物直接填充空胶囊,但药物剂量较小时,应添加适量的填充剂制成混合物料后再装入空胶囊。常用填充剂如淀粉、微晶纤维素、蔗糖、乳糖、氧化镁等;润滑剂如硬脂酸镁、硬脂酸、滑石粉、二氧化硅等。

5)硬胶囊的充填设备:生产用硬胶囊填充机有:MG₂插管式连续填充机(产量:0.9～10万粒/小时)、圆盘冲换式间歇填充机(产量:0.42～15.2万粒/小时)、Accofil真空吸管式连续填充机(产量:3.6～6万粒/小时)、OCFS-40型全自动胶囊填充机(产量:1.8～5万粒/小时)及ZJT-20A全自动胶囊填充机(产量:0.9～2万粒/小时)等。

自动填充机的选用应结合药物本身的特性加以选择,如由螺旋钻压进药物和用栓塞上下往复将药物压进胶囊的填充机,有机械措施施加螺丝钻、柱塞上下往复运动,可以避免分层,适用于复方组分或流动性较好的药粉。药粉自由流入胶囊的填充机适用于自由流动性的药物(如乙酰水杨酸与玉米淀粉的混合物)。为改善其流动性,可加入2%以下的润滑剂(如乙二醇酯、硅油、二氧化硅、硬脂酸、滑石粉及淀粉等)。由捣棒在填充管内先将药物压成一定量后再填充于胶囊的填充机适用于聚集性较强的药物,通常为针状结晶或易潮解的药物,可加入黏合剂(如矿物油、食用油或微晶纤维素等)在填充管内先将药物压成单位量,然后填充于空胶囊中。

各种胶囊填充机常由下列单元操作组成:胶囊的供给、胶囊的整理、帽囊与帽身的分离充填、盖帽、抛射。胶囊填充后,囊外往往附有药粉,应清洁与磨光。

二、软胶囊剂

软胶囊剂是将一定量的药液密封于球形、椭圆形或其他各种特殊形状的软质囊材中,可用滴制法或压制法制备,亦称胶丸剂。胶丸剂产品大小不同,形状各异,有圆形、卵圆形、椭圆形、管状及其他各种特殊形状。

软胶囊剂的特点:①药物溶解或分散在水中混溶或油状液体后再装胶囊,药物分散面积大,生物利用度也高。②装量均匀准确,适合装小剂量药效强、过量副作用大的药物,如甾体激素口服避孕药等。③提高药物的稳定性,能防止药物氧化或被光解。④适宜于低熔点的固体药物。

1.软胶囊壳的组成和性质

软胶囊壳主要由明胶、阿拉伯胶、增塑剂、防腐剂、遮光剂、色素和肠溶材料等成分组成。软胶囊剂的主要特点是可塑性强、弹性大。其弹性与明胶、增塑剂和水的重量比例有关。如干明胶:增塑剂:水比例为1:(0.4～0.6):1为宜。若增塑剂用量过低或过高,则囊壁会过硬或过软,因此明胶与增塑剂的比例十分重要。常用的增塑剂有甘油、山梨醇或两者的混合物。防腐剂常用对羟基苯甲酸甲酯(0.16%)、对羟基苯甲酸丙酯(0.04%)混合物。明胶制成的胶丸,尤其是滴制法的成品都是无色透明的,有时为遮光、防止药物氧化,可加入适量色素(如红、黄色或棕色氧化铁)和二氧化钛,常将甘油、丙二醇与甲基纤维素、羧甲基纤维素钠等水溶液与二氧化钛制成混悬液,再与明胶混合制备胶壳。胶壳中也可加入香精油(2%)或加入蔗糖(5%)作矫味剂。

2.软胶囊剂的处方

(1)药物与附加剂的要求。软胶囊可填装油类、不溶解明胶的液体药物,或填装药物混悬液,也可装固体药物。以下几类药物不宜制成软胶囊剂:①填装如O/W或W/O型乳剂与囊壁接触后可因失水而使乳剂破裂,水渗入明胶壁中。②含水量超过50%的药液或低分子量的水溶性以及能使囊材软化或溶解的物质,醛类使明胶变性、交联而影响胶囊的崩解性能。③填充液体药物时,应避免使用pH小于2.5或大于7.5的液体,因为酸性液体能与囊壁作用,使明胶水解而泄漏,碱性液体能使明胶变性而影响囊壁的溶解性。

(2)所包药物为混悬液时对胶囊大小的影响。软胶囊中填充物最好是药物溶液,因产品具有较好的物理稳定性和较高的生物利用度。不能充分溶解的固体药物可制成混悬液,但混悬液必须具有与液体相同的流动性,所含固体药物的粒度应在80目以下,通常口服或局部应用的软胶囊剂中,最常用的混悬介质是植物油或植物油加非离子表面活性剂或PEG400等。混悬液中一般还含有助悬剂,油状基质常用的助悬剂是10%~30%油蜡混合物,其组成为:氢化大豆油1份,黄蜡1份,熔点为33~38℃的短链植物油4份;对于非油状基质,则常用1%~15%的PEG400或PEG6000。有时可加入抗氧剂、表面活性剂来提高软胶囊剂的稳定性与生物利用度。

(3)软胶囊大小的选择。软胶囊选用时容积一般要求应尽可能小,但填充的药物应能达到治疗量。混悬液制备软胶囊时,所需软胶囊的大小,可用"基质吸附率"来计算(即1g固体药物制成填充胶囊用的混悬液时所需液体基质的克数)。影响固体药物基质吸附率的因素有:固体药物粒子的大小和形态、粒子的物理状态(纤维状、无定形状或结晶状)、密度、含水量以及亲油性或亲水性等。

3.软胶囊的制备方法

(1)滴制法。将明胶溶液与油状药物通过滴丸机的喷头使夹层内的两种液体按不同速度喷出,外层明胶液将定量的内层油状液包裹后,滴入另一种不相混溶的冷却液中(常用液状石蜡),明胶液在冷却液中因表面张力作用而形成球形,并逐渐凝固成软胶囊剂。滴丸机的结构由贮槽、定量控制器、喷头、冷却箱、收集器等组成。

滴制法的生产工艺流程如下:①胶液的制备:取明胶量1.2倍的水及胶水总量25%~30%的甘油,加热至70~80℃,混匀,加入明胶搅拌,熔融,保温1~2h,静置待泡沫上浮后,保温过滤,备用。②药液的提取或炼制:如鱼肝油由鲨鱼肝经提炼制得。③制胶丸:将药液与明胶液经滴丸剂特制的喷头滴入冷却液(常用液状石蜡、植物油、硅油等)中,由收集器收集而成。④整丸与干燥:将制得的胶丸先用纱布拭去附着的液状石蜡,室温(20~30℃)冷却干燥,再经石油醚洗涤两次,95%乙醇洗涤后于30~35℃烘干,使水分达到12%~15%。⑤检查与包装:检查剔除废品即可包装。

影响滴制法制备软胶囊的因素有:①明胶的处方组分比,以明胶:甘油:水=1:(0.3~0.4):(0.7~1.4)为宜。②胶液的黏度一般要求为3~5E,即用Engler黏度计在25℃时测黏度,使200mL胶液流过的时间与200mL水流过的时间之比为3~5。③药液、胶液及冷却液三者应有适宜的密度,以保证胶囊在冷却液中能有一定的沉降速度,又有足够的时间使之冷却成型。④胶液和药液温度应保持60℃,喷头处温度应为75~80℃,冷却液温度为13~17℃,胶丸干燥温度20~30℃,且配合鼓风条件。

用本法生产的软胶囊又称无缝胶丸,产量大、成品率高、装量差异小、成本较低。

(2)压制法。将明胶与甘油、水等溶解后制成胶板(或胶带),再将药物置于两块胶板之间,用钢模压制而成。在连续生产时,可采用自动旋转扎囊机。

由机器自动制出的两条胶带以连续不断的形式,向相反的方向移动,在达到旋转模之前逐渐接近,一部分经加压而结合,此时药液则从填充泵经导管由楔形注入管压入两胶带之间。由于旋转模的不停转动,遂将胶带与药液压入模的凹槽中,使胶带全部轧压结合,将药液包于其中而成软胶囊剂,剩余的胶带即自动切割分离,药液的数量由填充泵准确控制。

本法是连续自动化生产,产量高,成品率也较高,成品的装量差异则很小,一般在±(1%~3%)。胶带在接触模孔的一面需涂润滑油,用石油醚洗涤胶丸,在21~24℃,相对湿度40%的条件下干燥。

三、肠溶胶囊剂

肠溶胶囊剂是硬胶囊或软胶囊经药用高分子材料处理或用其他适宜方法加工而成。其囊壳不溶于胃液,但能在肠液中崩解、溶化、释放出胶囊中活性成分。一些具有不良嗅味、刺激性、遇酸不稳定或需在肠内溶解吸收发挥药效,而又选用胶囊剂的药物,可制成肠溶胶囊剂。

肠溶空胶囊有透明、半透明和不透明三种,早期制备肠溶空胶囊的方法是采用甲醛浸渍法,由于甲醛明胶分子中仍含有羧基,故能在肠液的碱性介质中溶解并释放药物。但此种肠溶空胶囊的肠溶性与甲醛的浓度、甲醛与明胶的接触时间等有关,且贮存后往往会进一步发生聚合作用而改变溶解性能,甚至在肠液中也不崩解或溶化,所以现已不用。在明胶壳表面包被肠溶材料,如用 PVP 作为底衣层,以增加与胶囊的黏附性,然后用 CAP、蜂蜡等溶液进行外层包衣;也可用丙烯酸Ⅱ号、Ⅲ号树脂乙醇液包衣等,其肠溶性较稳定。亦可直接采用肠溶材料制备囊壳,但目前尚存在一些问题。

四、胶囊剂的质量检查

1.外观

胶囊剂应整洁,不得有黏结、变形或破裂现象,并应无异嗅。

2.装量差异

除主药含量测定外,《中国药典》还规定有装量差异检查。除另有规定外,取供试品 20 粒,分别精密称定重量后,倾出内容物(不得损失囊壳),硬胶囊用小刷或其他适宜的用具拭净。软胶囊剂用乙醚等溶剂洗净,置通风处使溶剂挥散,再分别精密称定囊壳重量,求出每粒内容物的装量与平均装量,每粒装量与平均装量相比较,超出装量限度的胶囊不得多于 2 粒,并不得有 1 粒超出限度的 1 倍(平均装量为 0.30g 以下,装量差异限度为±10%;平均装量在 0.3g 或 0.3g 以上,装量差异限度应为±7.5%)。

3.崩解时限

与片剂崩解时限检查方法相同,如胶囊漂浮于液面可加挡板一块。除另有规定外,硬胶囊剂应在 30min 内全部崩解,软胶囊剂应在 1h 内全部崩解,如有 1 粒不能完全崩解,应另取 6 粒按上述方法复试,均应符合规定。软胶囊剂可用人工胃液作为检查介质。肠溶胶囊先在盐酸溶液(9→1000)中检查 2h,囊壳均不得有裂缝或崩解现象,继将吊篮取出,用少量水洗涤后,每管各加入挡板一块,再如法在人工肠液中进行检查,1h 内应全部崩解,如有 1 粒不能完全崩解,应再取 6 粒复试,均应符合规定。

凡规定检查溶出度或释放度的胶囊可不再进行崩解时限检查。

第五节　片剂

片剂的制法可分为颗粒压片法和直接压片法两大类,目前以颗粒压片法应用最多。颗粒压片法又可分为湿法制粒压片法和干法制粒压片法。直接压片法可分为粉末直接压片法和半干式颗粒(空白颗粒)压片法。实际工作中以湿法制粒压片法应用较为普遍。

一、湿法制粒压片法

(一)工艺流程
本法适用于药物不能直接压片,且用于遇湿、热不起变化的片剂的制备。

(二)原料处理
1.中药原料的处理

中药材品种多,性质各异,成分复杂,因此需经处理后方可投入生产。中药原料预处理的目的:①去除无效成分、杂质,保留有效成分,减少服用量。②方便操作,便于生产。③选用部分处方药料用作赋形剂。中药原料处理的一般原则如下:

(1)按处方选用合格的药材,进行洁净、灭菌、炮制和干燥处理,制成净药材。

(2)生药原粉入药:含淀粉较多的饮片、贵重药、剧毒药、树脂类药及受热有效成分易破坏的饮片等,一般粉碎成 100 目左右的细粉。如山药、桔梗、浙贝母、牛黄、雄黄、大黄、木香等。

(3)含水溶性有效成分的饮片或含纤维较多、黏性较大、质地松泡或坚硬的药材,以水煎煮,浓缩成稠膏。必要时采用高速离心或加乙醇等纯化方法去除杂质,再制成稠膏或干浸膏。如大腹皮、丝瓜络、茅根、熟地、大枣及磁石等。

(4)含挥发性成分较多的饮片宜用双提法,即先用水蒸气蒸馏法提取挥发油成分,药渣再加水煎煮或将蒸馏后剩余药液制成稠膏或干浸膏粉。

(5)含醇溶性成分的饮片,可用适宜浓度的乙醇或其他溶剂以回流、渗漉、浸渍等方法提取,回收乙醇后再浓缩成稠膏。如刺五加、丹参等。

(6)有效成分明确的饮片采用特定的方法和溶剂提取后制片。

中药片剂中的稠膏,一般可浓缩至相对密度 1.2～1.3,有时可达 1.4,具体应根据处方中药粉量而定,或将稠膏浓缩至密度 1.1 左右,喷雾干燥或减压干燥成干浸膏。

2.化学药品原、辅料的处理

湿法制粒压片用的主药及辅料,在混合前一般均需经过粉碎、过筛等处理,细度一般为通过 5 号或 6 号筛。剧毒药、贵重药及有色的原、辅料宜粉碎得更细些,易于混匀,含量准确,并可避免压片时产生花斑现象。有些原料、辅料贮藏中易受潮发生结块,需经干燥处理后再粉碎、过筛。药物与辅料的混合应按等量递增法进行。

（三）制颗粒

1.制颗粒的目的

大多数片剂都需要先制成颗粒后才能进行压片。颗粒的制备是颗粒法制片的关键性操作。药物制成颗粒后压片有如下目的。

（1）增加物料的流动性。细粉流动性差，增加片剂的重量差异或出现松片，影响片剂的含量，药物粉末的休止角一般为65°左右，而颗粒的休止角一般为45°左右，制成颗粒后，可增加物料的流动性。

（2）改善可压性。制粒能减少细粉吸附和容存的空气，以减少药片的松裂。细粉比表面积大，吸附和容存的空气多，当冲头加压时，粉末中部分空气不能及时逸出而被压在片剂内，压力移去后，片剂内部空气膨胀，以致出现松片、顶裂等现象。

（3）避免粉末分层。处方中有数种原、辅料粉末，密度不一。在压片过程中，由于压片机的振动，使重者下沉，轻者上浮，产生分层现象，以致含量不准。

（4）避免细粉飞扬。细粉压片粉尘多，黏附于冲头表面或模壁，易造成黏冲、拉模等现象。

2.制颗粒的方法

（1）不同原料的制粒方法。根据对中药原料的处理方法，可分以下四类。

1）药材全粉制粒法：是将处方中全部药材细粉混匀，加适量的黏合剂或润湿剂制成软材，挤压过筛制粒的方法。黏合剂或润湿剂需根据药粉性质选择，若药粉中含有较多矿物质、纤维性及疏水性成分，黏性不足，应选用黏合力强的黏合剂，如糖浆、炼蜜、饴糖，或与淀粉浆合用；若处方中含有较多黏性成分，选用水、醇等润湿剂即可。此法适用于剂量小的贵重细料药、毒性药及几乎不具有纤维性的药材细粉制片。本法具有简便、快速、经济的优点，但必须注意药材的净化与灭菌，使片剂符合卫生标准。

2）部分药材细粉与稠浸膏混合制粒法：是将处方中部分药材提取制成稠浸膏，另一部分药材粉碎成细粉，两者混合后若黏性适中可直接制成软材、制颗粒。此法可根据药材性质及出膏率而决定打粉的药材量，还应考虑使片剂能快速崩解，力求使稠浸膏与药材细粉混合后，恰可制成适宜的软材。目前多以处方量的 $10\%\sim 30\%$ 药材打粉，其余制稠浸膏。若两者混合后黏性不足，需另加适量的黏合剂或润湿剂制粒。若两者混合后黏性太大难以制粒，或制成的颗粒试压时出现花斑、麻点，需将稠浸膏与药材细粉混匀、烘干、粉碎成细粉，再加润湿剂制软材、制颗粒。此法最大优点是稠浸膏与药材细粉除具有治疗作用外，稠浸膏还起黏合剂作用，药材细粉具有稀释剂、崩解剂作用。与药材全粉制粒法及全浸膏制粒法相比，节省辅料,操作简便。因此,此法在中药片剂制备中应用最多,适用于大多数片剂颗粒的制备。

3)全浸膏制粒法:是将处方中全部药材提取制成浸膏再制粒的方法。目前生产上有以下几种情况:若干浸膏黏性适中,吸湿性不强,可直接粉碎成通过2号或3号筛(40目左右)的颗粒。颗粒宜粉碎细些,避免压片时产生花斑、麻点。真空干燥法制得的浸膏疏松易碎,直接过筛即可。若干浸膏黏性太大,直接粉碎成颗粒而颗粒太硬者,应将干浸膏粉碎成细粉,过5号或6号筛,加适量辅料,加润湿剂,制软材、制颗粒。所用润湿剂乙醇浓度应视浸膏粉黏性而定,黏性愈大乙醇浓度应愈高。乙醇最好以喷雾法加入,分布较均匀。也有药厂将干浸膏用喷雾转动制粒法制粒。

制备干浸膏的方法常用减压干燥和喷雾干燥。浸膏粉制粒法所得颗粒质量较好,压出的药片外观光滑,色泽均匀,硬度易控制。但工序复杂,费工时。全浸膏片不含药材细粉,服用量少,易达到卫生标准。本法适用于处方量大,不含贵重药、细料药的品种,尤其适用于有效成分含量较低的药材制片。

4)提纯物制粒法:将提纯物细粉(有效成分或有效部位)与适量稀释剂、崩解剂等混匀后,加入黏合剂或润湿剂,制软材、制颗粒。

(2)常用制粒方法。有挤出制粒法、流化喷雾制粒法、滚转制粒法、喷雾干燥制粒法等。

3.湿颗粒的干燥

湿颗粒制成后应及时干燥,以免结块或受压变形。干燥温度一般为60～80℃,温度过高可使颗粒中含有的淀粉粒糊化,延长片剂崩解时间,含浸膏的颗粒会软化结块。含挥发性及苷类成分中药颗粒的干燥应控制在60℃以下,避免有效成分散失或破坏。对热稳定的药物,干燥温度可提高至80～100℃,以缩短干燥时间。干燥温度应逐步上升,以防颗粒表面水分迅速蒸发形成干燥硬壳,影响颗粒内部水分的散发。颗粒干燥的程度一般凭经验掌握,含水量以3%～5%为宜。含水量过高会产生黏冲现象,含水量过低则易出现顶裂现象。

4.干颗粒的质量要求

颗粒除必须具有适宜的流动性和可压性外,尚需符合以下要求。

(1)主药含量。干颗粒在压片前应进行含量测定,应符合该品种的要求。

(2)含水量。干颗粒中含水量对中药片剂成型及片剂质量影响很大,一般含水量为3%～5%。由于不同品种本身性质各异,颗粒含水量要求不同,应反复试验,制定合适的含水量标准。

如舒筋活血片干颗粒含水量为 2%～4%,鸡血藤浸膏片为 4%～6%。一般化学药品片剂含水量为 1%～3%。但个别品种例外,如四环素片含水量在 12%～14%。目前生产中测定颗粒水分多使用红外线快速水分测定仪或隧道式水分测定仪。

(3)颗粒大小、松紧及粒度。颗粒大小应根据片重及药片直径选用,大片可用较大颗粒或小颗粒压片,但小片必须用较小颗粒,否则会造成较大的片重差异。同样大小中药片的颗粒比化学药品片要细小些,可避免压片时产生花斑。中药片一般选用通过 2 号筛或更细的颗粒。

干颗粒的松紧与片剂的物理外观有关,干颗粒以手指轻捻能碎成有粗糙感的细粉为宜。颗粒过硬、过紧,压片易产生麻点,崩解时间延长;颗粒太松易碎成细粉,压片时易产生松片。

干颗粒应由粗细不同的颗粒组成,一般干颗粒中 20～30 目的粉粒占 20%～40% 为宜,且无通过 6 号筛的细粉。若粗粒过多,压成的片剂重量差异大;而细粉过多,则可能产生松片、裂片、边角毛缺及黏冲等现象。

5.干颗粒压片前的处理

(1)整粒。整粒的目的是将干颗粒过筛,使其中的团块状物、条状物分散成均匀的颗粒。常用设备为整粒机或挤压式制粒机,筛网的孔径一般与制湿粒时相同。若颗粒较疏松,宜选用孔径较大的筛网。

(2)配粒。又称总混,是将处方中的挥发性成分、其他液体成分及崩解剂、润滑剂等加入颗粒中混匀的操作。

加挥发油、挥发性药物及液体物料:从干颗粒中用 5 号筛筛出部分细粉或细粒,吸收挥发油或液体药物,再以等量递增法与颗粒混匀。若挥发油量超过 0.6% 时,先以吸收剂吸收,再与颗粒混匀。油溶液或挥发性固体,先用少量乙醇溶解,再均匀喷入颗粒中混匀。以上各法最后均应放置桶内密闭贮放数小时,使挥发性成分在颗粒中渗透均匀。近年也有将挥发油制成 β-环糊精包合物加于颗粒中,以便于制粒压片,且可减少挥发油在贮存过程中的挥发损失。

加润滑剂及崩解剂:外加的崩解剂应先将崩解剂干燥、过筛,在整粒时加入干颗粒中,充分混合。润滑剂常在整粒后用 6 号筛筛入干颗粒中混匀。混匀后移置容器内密闭,抽样检验合格后压片。

(四)压片

1.片重的计算

干颗粒经整粒和质量检查之后,如符合要求,即可计算片重后进行压片。

若处方中规定了每批药料应制的片数及每片重量,则所得的干颗粒重应等于片数与片重之积,即干颗粒总重量(主药加辅料)等于片数乘片重。当干颗粒总重量小于片数乘片重时,应补加淀粉等使两者相等。

2.压片机

常用的压片机有两类。

(1)单冲压片机。主要由转动轮、冲模系统、3个调节器(压力、片重、出片)、加料斗及一个能左右移动的饲粒器四部分组成。冲模系统包括上、下两个冲头和一个模圈,是压片机的压片部分,模圈嵌入模台上,上下冲头固定于上下冲杆上。上冲连接一个压力调节器,调节上冲在模圈内的位置,下降的位置越低,压力越大,所得的片剂越硬越薄。下冲连接一个出片调节器和一个片重调节器。出片调节器用于调节下冲上升的高度,使恰与模圈上缘相平,将压成的片剂由模孔中顶出。片重调节器用来调节下冲下降的位置,实际是调节颗粒在模孔中的填充量而调节片重。下冲在模圈内位置越低,颗粒填充量越大,片子越重;反之片子则轻。

单冲压片机的压片过程:①上冲抬起,饲粒器移动到模孔之上。②下冲下降到适宜的深度,使容纳的颗粒重恰等于片重,饲粒器在模孔上面摆动,颗粒填满模孔。③饲粒器由模孔上移开,使模孔中的颗粒与模孔的上缘相平。④上冲下降并将颗粒压缩成片。⑤上冲抬起,下冲随之上升到与模孔上缘相平,饲粒器再次移到模孔之上,将压成之药片推开,并进行第二次饲粒,如此反复进行。

单冲压片机有多种型号,其基本结构相似,仅压力调节及片重调节等的具体结构有差异。此外还有花篮式压片机,其压片过程与单冲压片机相似。

片剂的形状和大小取决于冲头和模圈的形状和直径。冲模通常为圆形。圆形冲头有不同的弧度,深弧度的一般用于包糖衣的双凸片的压制。冲头上可刻有药品的名称、主药含量或通过直径的线条,使片剂易于识别或折断。冲模的直径随片重而定,常用者为6.5~12.5mm。另外还有压制异形片的冲模如三角形、椭圆形等。

单冲压片机的产量每分钟约为80片,多用于新产品的试制或小量生产;压片时由单侧加压(由上冲加压),所以压力分布不够均匀,易出现裂片,噪声较大。

(2)旋转式压片机。是目前生产中广泛使用的压片机。主要由动力部分、传动部分及工作部分组成。

旋转式压片机的压片下冲转到饲粒器之下时,由于位置较低,颗粒流满模孔;下冲转到片重调节器时,再上升到适宜高度,经刮粒器将多余的颗粒刮去;当上冲和下冲转动到两个压力盘之间时,两个冲之间的距离最小,将颗粒压缩成片。当下冲继续转动到出片调节器时,下冲抬起并与机台中层的上缘相平,药片被刮粒器推开。

旋转式压片机有多种型号,按冲头数有 16 冲、19 冲、27 冲、33 冲、55 冲等多种。按流程有单流程(上、下压轮各一个)和双流程(两套上、下压轮)之分。双流程压片机有两套压力盘,每一副冲头旋转一周,可压制两片。双流程压片机加料方式合理,片重差异较小;由上、下两侧加压,压力分布均匀;生产效率较高。中药片剂生产常用的有双 19、双 33 和双 35 型压片机。

现代的自动压片机装置有自动剔除废片(片重及压力不合格),以及自动调节片重等机构,其基本原理是测定压片机适宜部件的"应变"以测定压制各药片的压力。在上、下冲间的距离恒定时,压力过大或过小,该片的片重必过大或过小,可根据压力信号由一自动机构将不合格药片剔除并自动调节。现代压片机上应设有性能良好的除尘设备,以满足 GMP 的要求。近年来国外已发展有电子自动程序控制的封闭式压片机,可防止粉尘飞扬,能自动调节片重及厚度、删除片重不合格的药片及在压片过程中能自动取样、计数、计量和记录且无人操作。

二、干法制粒压片法

干法制粒压片法是指不用润湿剂或液态黏合剂而将粉末物料或干浸膏制成颗粒进行压片的方法。制备中物料不经过湿和热的处理,可提高不稳定药物的产品质量,节省工时。但干法制颗粒需用特殊设备,各种物料的性质不一,给干法制粒带来困难。在中药片剂生产中除干浸膏直接粉碎成颗粒应用稍多外,仅少数产品使用此法。

干法制粒压片与湿法制粒压片不同之处主要在于后者制粒需用润湿剂或黏合剂,而前者不用,药材的前处理原则及压片工艺是相同的。常用的干法制粒有滚压法制粒和重压法制粒。

重压法的大片不易制好,大片破碎时细粉多,需反复重压、击碎,耗时、费料,且需有重型压片机,故目前应用较少。

三、粉末直接压片法

粉末直接压片法是指药物粉末与适宜的辅料混匀后,不经制颗粒而直接压片的方法。粉末直接压片可省去制粒、干燥等工序,缩短工艺过程,有利于自动化连续生产;生产过程中无湿热过程,提高了药物的稳定性;片剂崩解后为药物的原始粒子,比表面积大,有利于药物的溶出,提高药效。目前国外应用较广泛,有些国家粉末直接压片的品种可达 40% 以上,国内也有一些厂家在研究应用。

进行直接压片的药物粉末时应具有良好的流动性、可压性和润滑性。但多数药物不具备这些特点,目前常通过采用以下措施加以解决。

1.改善压片原料的性能

若粉末流动性差,粉末直接压片时会发生片重差异大,易造成裂片等问题。通过加入优良的药用辅料,以改善压片原料的性能。可用于粉末直接压片的优良辅料有:各种型号的微晶纤维素、改性淀粉、喷雾干燥乳糖、微粉硅胶、氢氧化铝凝胶及磷酸氢钙二水合物等。

2.改进压片机械的性能

粉末直接压片时,加料斗内粉末时常出现空洞或流动时快时慢的现象,以致片重差异较大。生产上一般采用振荡器或电磁振荡器予以克服,即利用上冲转动时产生的动能来撞击物料,使粉末均匀流入模孔。对于粉末中存在的空气多,压片时易产生顶裂问题,可以适当加大压力,改进设备,增加预压过程(分次加压的压片机),减慢车速,使受压时间延长等方法来克服。漏粉现象可安装吸粉器加以回收。亦可安装自动密闭加料设备以克服药粉飞扬的问题。

四、压片时常见问题与解决措施

在压片过程中有时会出现松片、黏冲、裂片、片重差异超限、崩解超限、变色或表面有斑点及引湿受潮等问题,对这些问题产生的原因,归纳起来常从下面三个方面考虑:①颗粒的质量:是否过硬,过松,过湿,过干,大小悬殊,细粉过多等。②空气湿度:是否太高。③压片机是否正常:如压力大小,车速是否过快,冲模是否磨损等。实际工作中应根据具体情况具体分析,及时解决。

(一)松片

片剂硬度不够,置中指和食指之间,用拇指轻轻加压就能碎裂的现象称为松片。松片产生原因和解决办法如下:

(1)润湿剂或黏合剂选择不当或用量不足,致使压片物料细粉过多;药料含纤维多、动物角质类药量大,缺乏黏性又具弹性,致使颗粒松散不易压片;黏性差的矿物类药量多;颗粒质地疏松,流动性差,致填充量不足而产生松片。可将原料粉碎成通过 6 号筛的细粉,再加适量润湿剂或选用黏性较强的黏合剂如明胶、饴糖、糖浆等重新制粒予以克服。

(2)颗粒含水量不当。颗粒过干,弹性变形较大,压成的片子硬度较差。如含水量过多,不但压片时易黏冲,片剂硬度亦减低。可采用相应方法,调节颗粒最适宜的含水量。

（3）药料中含挥发油、脂肪油等成分较多，易引起松片。若油为有效成分，可加适当的吸收剂如碳酸钙、磷酸氢钙和氢氧化铝凝胶粉等吸油，也可制成微囊或包合物等。若油为无效成分，可用压榨法或脱脂法去除。

（4）制剂工艺不当。如制粒时乙醇浓度过高；润滑剂、黏合剂不适；药液浓缩时温度过高，使部分浸膏炭化，黏性降低；浸膏粉碎不细，黏性减小等。解决方法应针对原因解决，也可采用新技术改进制剂工艺。

（5）冲头长短不齐，颗粒所受压力不同，或下冲下降不灵活致模孔中颗粒填充不足也会产生松片，应更换冲头。压力过小或车速过快，受压时间过短，常引起松片，可适当增大压力，减慢车速。用小的冲模压较厚的药片比压大而薄的药片硬度好，凸片硬度好。

（6）片剂露置过久，吸湿膨胀而松片。片剂应在干燥、密闭条件下贮藏、保管。

（二）黏冲

压片时，冲头和模圈上常有细粉黏着，使片剂表面不光、不平或有凹痕的现象称为黏冲。冲头上刻有文字或模线者尤易发生黏冲现象。

黏冲产生原因及解决办法如下：

（1）颗粒太潮，浸膏易吸湿，室内温度、湿度过高等均易产生黏冲。应将颗粒重新干燥，室内保持干燥。

（2）润滑剂用量不足或选用不当，应增加润滑剂用量或选用合适润滑剂，与颗粒充分混合。

（3）冲模表面粗糙或冲头刻字（线）太深，应更换冲模或将冲头表面擦净使光滑。

（三）裂片

片剂受到震动或经放置后从腰间开裂或从顶部脱落一层称裂片。检查方法为取数片置小瓶中轻轻振摇或自高处投入硬板地面，应不产生裂片；或取 20～30 片置于手掌中，两手相合，用力振摇数次，检查是否有裂片现象。

裂片的原因及解决方法如下：

（1）制粒时黏合剂或润湿剂选择不当或用量不足致细粉过多，或颗粒过粗过细。可采用与松片相同的处理方法，选择合适的黏合剂或加入干燥黏合剂予以解决。

（2）颗粒中油类成分较多或药物含纤维成分较多时易引起裂片，可分别加吸收剂或糖粉予以克服。

（3）颗粒过分干燥引起的裂片，可喷洒适量稀乙醇湿润，与含水量较大的颗粒掺合,或在地上洒水使颗粒从空气中吸收适当水分后压片。

(4)冲模不合要求,如模圈使用日久,因摩擦而造成中间孔径大于口部直径,片剂顶出时易裂片;冲头磨损向内卷边,上冲与模圈不吻合,压力不均匀,使片剂部分受压过大而造成顶裂,可更换冲模予以解决。

(5)压力过大或车速过快,颗粒中空气来不及逸出造成裂片,可调节压力或减慢车速克服。

(四)片重差异超限

片剂重量差异超过《中国药典》规定的限度称为片重差异超限。产生的原因及解决办法如下:

(1)颗粒粗细相差悬殊,或黏性、引湿性强的药物颗粒流动性差,致使压片时模孔中颗粒填入量忽多忽少,使片重差异增大。解决办法:重新制粒或筛去过多的细粉,调节颗粒至合适的含水量。

(2)润滑剂用量不足或混合不匀,可使颗粒的流速不一,致片重差异变大,应适量增加润滑剂,并充分混匀。

(3)加料器不平衡,如双轨压片机的前后两只加料器高度不同,颗粒的流速不一;加料器堵塞;下冲塞模时下冲不灵活,致颗粒填充量不一,应停止检查,调整机器正常后再压片。

(五)崩解超限

片剂崩解时间超过药典规定的时限称为崩解超限。崩解超限的原因及解决办法如下:

(1)崩解剂的品种及加入方法不当,用量不足,或干燥不够均可影响片剂的崩解。应调整崩解剂的品种或用量,改进加入方法,如采用崩解剂内外加入法,有利于崩解。

(2)黏合剂黏性太强或用量过多,疏水性润滑剂用量太多等,应选用适宜的黏合剂或润滑剂,并调整用量或适当增加崩解剂用量。

(3)颗粒粗硬或压力过大,致使片剂坚硬,崩解迟缓,溶出变慢,应将颗粒适当破碎或适当降低压力。

(4)含胶质、糖或浸膏的片子贮存温度较高或引湿后,崩解时间会延长,应注意贮放条件。

(六)变色或表面斑点

变色或表面斑点是指片剂表面出现花斑或色差,使片剂外观不符合要求。产生的原因及解决办法为:

(1)中药浸膏制成的颗粒过硬;有色颗粒松紧不匀或润滑剂未混匀等。可将颗粒重新粉碎,用合适的润湿剂重新制粒,润滑剂细筛后加入,与颗粒充分混匀。

(2)上冲润滑油过多落入颗粒产生油斑,可在上冲头装一橡皮圈防止油垢滴入颗粒,并经常擦拭机械。

(七)引湿受潮

中药片剂尤其是浸膏片,由于含有易引湿的蛋白质、黏液质、鞣质、树胶及无机盐等成分,在制备过程及压成片剂后,易引湿受潮、黏结,以至霉坏变质。解决引湿的方法如下:

(1)干浸膏中加入适量辅料,如磷酸氢钙、氢氧化铝凝胶粉、淀粉、活性炭等。

(2)提取液加乙醇沉淀,除去部分水溶性杂质;加入原药量 10%~20% 的中药细粉。

(3)5%~15% 的玉米朊乙醇液或 PVA 溶液喷雾混匀于浸膏颗粒中,干后压片。

(4)片剂包糖衣、薄膜衣,可减少引湿性。

(5)改进包装,在包装容器中放 1 小包干燥剂。

五、片剂的质量检查

片剂质量直接影响其药效和用药的安全性。因此,片剂应符合《中国药典》要求,必须进行相关质量检查。经检查合格后方可供临床使用。片剂的质量检查主要分以下几方面。

(一)性状

一般抽取样品 100 片平铺于白底板上,置于 75W 光源下 60cm 处,在距离片剂 30cm 处肉眼观察 30s,检查结果应符合下列规定:完整光洁;色泽均匀;杂色点80~100 目应<5%;麻片<5%;中药粉末片除个别外<10%,并不得有严重花斑及特殊异物;包衣片有畸形者不得>0.3%。

(二)鉴别

抽取一定数量的片剂,按照处方原则首选君药(主药)与臣药(辅药)进行鉴别,贵重药、毒性药也须鉴别,以确定其处方中各药物存在。

(三)含量测定

抽取 10~20 片样品合并研细,选择处方中的君药、贵重药、毒性药依法测定每片的平均含量,即代表片剂内主要药物的含量应在规定限度以内。但由于有些中药片剂的主要药物成分还不明确,含量测定的方法还未确定,因此目前不作含量测定,需进一步研究解决。

(四)重量差异

片剂的重量差异又称片重差异。在片剂生产过程中,有些因素如颗粒的均匀度和流速、润滑剂的均匀度等都会引起片剂重量差异。重量差异大,则影响片内主要药物的含量,因此,必须将各种片剂的重量差异控制在最低限度内。

检查方法:取供试品 20 片,精密称定总重量,求得平均片重后,再分别精密称定各片的重量,每片重量与平均片重相比较(凡无含量测定的片剂或有标示片重的中药片剂,每片重量应与标示片重比较),超出重量差异限度的不得多于 2 片,并不得有 1 片超出限度的一倍。

除按上述检查法检查外,糖衣片的片芯应检查重量差异并符合规定,包糖衣后不再检查重量差异。除另有规定外,其他包衣片应在包衣后检查重量差异并应符合规定。

凡规定检查含量均匀度的片剂,一般不再进行重量差异检查。

(五)崩解时限

一般内服片剂应在规定的条件和时间内,在规定介质中崩解。即片剂崩解成能通过直径 2mm 筛孔的颗粒或粉末。《中国药典》2015 年版四部通则崩解时限检查法,规定了崩解仪的结构、实验方法和标准。凡规定检查溶出度、释放度或分散均匀性的制剂不再进行崩解时限检查。

仪器装置:采用升降式崩解仪,主要结构为一能升降的金属支架与下端镶有筛网的吊篮,并附有挡板。

检查方法:是将吊篮通过上端的不锈钢轴悬挂于支架上,浸入 1000mL 烧杯中,杯内盛有温度为 (37 ± 1)℃的水,调节水位高度使吊篮上升时筛网在水面下 15mm 处,下降时筛网距烧杯底部 25mm。

除另有规定外,取供试品 6 片,分别置于吊篮的玻璃管中,每管加挡板 1 块,启动崩解仪进行检查,全粉片各片均应在 30min 内全部崩解,浸膏(半浸膏)片、糖衣片各片均应在 1h 内全部崩解。如有 1 片不能完全崩解,则另取 6 片复试,均应符合规定。

薄膜衣片按上述装置与方法检查,可改在盐酸溶液(9→1000)中进行检查,应在 1h 内全部崩解。如有 1 片不能完全崩解,应另取 6 片复试,均应符合规定。

肠溶衣片按上述装置与方法,先在盐酸溶液(9→1000)中检查 2h,每片均不得有裂缝、软化或崩解等现象;继将吊篮取出,用少量水洗涤后,每管加入挡板,再按上述方法在磷酸盐缓冲液(pH 6.8)中进行检查,1h 内应全部崩解。如有 1 片不能完全崩解,应另取 6 片复试,均应符合规定。

泡腾片可取 1 片置 250mL 烧杯中,烧杯内盛有 200mL 水,水温为(20±5)℃,有许多气泡放出,当片剂或碎片周围的气体停止逸出时,片剂应溶解或分散于水中,无聚集的颗粒剩留,除另有规定外,同法检查 6 片,各片均应在 5min 内崩解。如有 1 片不能完全崩解,应另取 6 片复试,均应符合规定。

凡含有药材浸膏、树脂、油脂或大量糊化淀粉的片剂,如有小部分颗粒状物未通过筛网,但已软化无硬心者可作符合规定论。

(六)硬度(或脆碎度)

片剂应有足够的硬度,以免在包装、运输等过程中破碎或被磨损,以保证剂量准确。此外,硬度与片剂的崩解、溶出也有密切关系。因此,硬度要求是片剂的重要标准之一。药典虽未作统一规定,但各生产单位都有各自的内控标准。生产和科研中常用方法如下:

1.破碎强度

又称抗张强度,习惯上也称为硬度。常用的仪器有孟山都硬度测定器和国产片剂四用仪(有径向加压测定强度的装置)。一般认为,用孟山都硬度测定器测定片剂的硬度以不低于 4kg 为理想;用国产片剂四用仪,中药压制片硬度在 2~3kg,化学药物压制片小片在 2~3kg,大片在 3~10kg 为理想。

2.脆碎度

片剂由于磨碎和振动常出现碎片、顶裂或破裂的现象。《中国药典》2015 年版四部特殊检查法中规定了片剂脆碎度检查法,常采用片剂脆碎度检查仪(试验器)测定,片重≤0.65g 取若干片(总重约 6.5g),片重>0.65g 取 10 片。除去片表面脱落粉末,精密称重,置圆筒内,转动 100 次。取出,同法除去粉末,精密称重,减失重量不得过 1%,且不得检出断裂、龟裂及粉碎的片。本试验一般仅做 1 次。如减失重量超过 1%,应复检 2 次,3 次的平均减失重量不得过 1%,并不得检出断裂、龟裂及粉碎的片。

(七)溶出度

溶出度是指活性药物从片剂、胶囊剂或颗粒剂等普通制剂在规定条件下溶出的速率和程度。溶出度检查是测定固体制剂中有效成分溶出的一种理想的体外测定方法。片剂服用后,有效成分为胃肠道所吸收,才能达到治疗疾病的目的。其疗效虽然可以通过临床观察,或测定体内血药浓度、尿内药物及其代谢物浓度来评定,但以此作为产品的质量控制是有实际困难的。一般片剂需测定崩解时限,但崩解度合格并不保证药物可以快速且完全地从崩解形成的细粒中溶出,也就不保证疗效。因此,一般的片剂规定测定崩解时限,对于有下列情况的片剂,《中国药典》规定检查其溶出度以控制或评定质量:①含有在消化液中难溶的药物。②与其他成分容易相互作用的药物。③在久贮后溶解度降低的药物。④剂量小、药效强、不良反应大的药物。凡检查溶出度的片剂,不再进行崩解时限的检查。《中国药典》2015 年版收载的溶出度检查方法有转篮法(第一法)、桨法(第二法)、小杯法(第三法)、桨碟法(第四法)、转筒法(第五法)。

(八)含量均匀度

含量均匀度用于检查单剂量的固体、半固体和非均相液体制剂含量符合标示量的程度。每一个单剂标示量小于 25mg 或主药含量小于每一个单剂重量 25% 者均应检查含量均匀度。

(九)微生物限度

微生物限度检查法是检查非无菌制剂及其原料、辅料受微生物污染程度的方法。微生物限度按照非无菌产品微生物限度检查(《中国药典》2015 年版四部通则):微生物计数法(通则 1105)、控制菌检查法(通则 1106)及非无菌药品微生物限定标准(通则 1107)检查,应符合规定。

第九章 液体制剂

第一节 液体制剂概述

一、液体制剂的定义

液体制剂是指药物分散在液体分散介质中组成的内服或外用的液态状制剂。本章不包括由浸出法或经灭菌法制备的液体制剂。

液体制剂是其他剂型(如注射剂、软胶囊、软膏剂、栓剂、气雾剂等)的基础剂型,在这些剂型中,普遍使用液体制剂的基本原理,因此液体制剂在药剂学上的应用具有普遍的意义。

二、液体制剂的分类

液体制剂有若干种分类方法,主要有以下几种分类方法。

(1)根据药物分散情况可将液体制剂分为均相和非均相液体制剂。均相液体制剂中的药物以分子、离子形式分散于液体分散介质中,属于热力学和动力学稳定体系。非均相液体制剂中的药物以分子聚集体(微粒或液滴)的形式分散在液体分散介质中,由于其分散相与液体分散介质之间存在相界面,因此是热力学或动力学不稳定体系。

(2)根据分散相质点的大小进行分类,可以将液体制剂分为分子分散系统、胶体分散系统和粗分散系统三大类。分子分散系统中分散相的质点一般小于 1nm,以分子或离子状态分散在液体分散介质中,有时也称为溶液型液体制剂;胶体分散系统中分散相的质点在 1~500nm;分散相质点大于 500nm 的为粗分散系统,包括乳浊液和混悬液。亲水性高分子溶液中的高分子化合物虽然以分子形式分散,但由于分子较大(通常在 1~500nm),一般也将其归为胶体溶液。

(3)根据给药途径和应用方法分类,可分为合剂、芳香水剂、糖浆剂、醑剂、滴眼剂、滴鼻剂、灌肠剂等。

三、液体制剂的特点和质量要求

1.特点

临床上广泛使用的液体制剂具有如下优点。

(1)与固体制剂相比,药物分散度大,接触面广,通常吸收快,作用迅速。

(2)可以控制每次服药的剂量,便于根据病情及患者个体调节用量。

(3)流动性大,便于腔道给药,如灌肠剂。

(4)能降低某些易溶药物的局部刺激性,如溴化物和水合氯醛,口服后,局部浓度高,刺激性大,制成液体制剂后易控制浓度以减少刺激性。

(5)能增加某些药物的稳定性和安全性,如甲醛和硝酸甘油,前者易挥发,后者易爆炸,制成溶液后可安全贮存和应用。

但液体制剂的缺点也很突出,如贮存携带不便;水性制剂易霉变,非水制剂的溶剂常有药理作用;一般情况下,稳定性较固体制剂为差,化学不稳定药物制成液体制剂后更易分解失效,非均相液体制剂属于物理学不稳定体系;此外,液体制剂对包装材料要求高,易产生配伍禁忌等。

2.质量要求

(1)溶液型液体制剂应澄明,乳浊液或混悬液应保证其分散相小而均匀,且在振摇时易于分散。

(2)液体分散介质最好用水,其次是乙醇、甘油、植物油等,最后再考虑其他毒性较小的有机溶剂。

(3)液体制剂应剂量准确、稳定,无刺激性,且具有一定的防腐能力,口服制剂应适口。

四、分散度与疗效

在液体制剂中,药物的分散度与其吸收速度与疗效密切相关。由于任何药物都必须通过溶解过程形成分子或离子后才能吸收,因此除了机体不能吸收的药物外,一般药物在液体分散介质中的分散度越大,吸收越快,起效也越快。所以溶液型液体制剂吸收最快,其次是胶体型液体制剂,再次是乳浊液和混悬剂。通过控制药物的分散度以改变其溶解速度,这是药剂学中控制药物作用速度的一种重要手段,也是制备速效或缓效制剂的一种方法。

但是分散度的大小对制剂的稳定性也有较大的影响,分散度越大,表面能越大,制剂越不稳定,反之则可增加药物的稳定性。

分散溶剂的性质对药物的吸收也有一定的影响。如将维生素 A 分别制成水溶液、乳剂、油溶液三种制剂,口服后发现水溶液吸收最快,其次是乳剂,油溶液的吸收最差。

因此,在考虑液体制剂的分散度时,应首先明确制剂是速效还是长效,药物的溶解度与稳定性如何,然后再考虑分散溶剂和分散体系。

第二节　溶液型液体制剂

溶液型液体制剂是指小分子药物以分子或离子状态分散在溶剂中形成供内服或外用的真溶液。下面介绍常用的溶液型液体制剂。

一、溶液剂

溶液剂是指化学药物的内服或外用均相澄清溶液。其溶质一般为不挥发性化学药物,溶剂多为水,但也有用其他溶剂的,如维生素 D_2 用油作溶剂。溶液剂的制备方法有三种:溶解法、稀释法和化学反应法。目前化学反应法应用较少。

二、芳香水剂

芳香水剂是指芳香挥发性物质(多为挥发油)的饱和或近饱和水溶液,也可用水与乙醇的混合溶剂制备浓芳香水剂。芳香水剂的浓度一般较低,只作为芳香溶剂使用。

如果是纯净的挥发油或化学药物多用溶解法或稀释法;如果是挥发性成分的植物药材多用蒸馏法。

三、糖浆剂

糖浆剂是指含有药物或芳香物质的浓蔗糖水溶液。单纯蔗糖的近饱和水溶液称单糖浆,含蔗糖 85%(g/mL)。糖浆剂中的糖和芳香物质可以掩盖某些药物的苦、咸等不适气味,使药物容易内服,尤其受儿童欢迎。

高浓度糖浆具有防腐力,当糖浆剂中蔗糖的浓度低于 65% 时,应加适量的防腐剂以阻止或延缓微生物的繁殖。防腐剂常用 0.1%~0.25% 苯甲酸;0.3%~0.5% 苯甲酸钠;0.02%~0.1% 尼泊金;0.001% 8-羟基喹啉硫酸盐;0.01%~0.1% 桂皮醛等。有些挥发油在糖浆中除有矫味作用外,也有防腐能力,如 0.01% 桂皮油能抑制霉菌,0.1% 浓度可抑制发酵。

糖浆剂可分为两类：一类是含药糖浆，如枸橼酸哌嗪糖浆、驱蛔灵糖浆，主要用于治疗疾病；另一类是矫味糖浆，如单糖浆、橙皮糖浆，主要用于处方调味。

糖浆剂的制备有溶解法和混合法。

溶解法有热溶法和冷溶法。前者是将蔗糖溶于一定量的沸水中，继续加热，在适宜的温度时加入药物，搅拌溶解，过滤，再从滤器上加水至全量。本法适用于对热稳定的药物。冷溶法是将蔗糖溶于冷蒸馏水或含药水溶液中制成糖浆剂，可用密闭容器或渗漉筒来完成。此法对遇热不稳定或挥发性药物较适宜。

混合法是将药物与糖浆直接混合而成。药物如为水溶性固体，可先用少量蒸馏水制成浓溶液；在水中溶解度较小的药物可酌加少量适宜溶剂使溶解，然后加入单糖浆中搅匀。药物如为含乙醇的制剂，与单糖浆混合时往往发生浑浊，此时可将药物置于研钵中，加滑石粉适量研磨，缓缓加入适量蒸馏水，搅匀，并反复滤过至澄清，再加蔗糖，搅拌使溶解，过滤，并添加蒸馏水至全量即得。

四、醑剂

醑剂是指挥发性物质的乙醇或乙醇—水溶液。凡用于制备芳香水剂的物质一般都可以制成醑剂，供内服或外用。由于挥发性物质在乙醇中的溶解度一般比水中大，所以醑剂中挥发性成分的浓度比芳香水剂中大得多。醑剂与水性制剂混合时往往易发生浑浊。

醑剂（如亚硝酸乙酯醑、樟脑醑、芳香氨醑等）可用于治疗；但也有些仅作为芳香剂，如复方橙皮醑、薄荷醑等。

醑剂可用溶解法或蒸馏法制备。

第三节　胶体溶液型液体制剂

一般说来，凡药物以 $1\sim500nm$ 大小的粒子均匀分散在液体分散溶剂中形成的液体制剂属于胶体溶液型液体制剂，如胶浆剂、火棉胶剂、涂膜剂等。胰岛素注射液以及一些含蛋白质的生物制品（如血清、类毒素、抗毒素等）亦属这一类。

胶体溶液主要分为两类，即分子胶体和微粒胶体。

分子胶体是指高聚物的溶液，也称亲水胶体，如高分子水溶液。高聚物分子溶解在分散溶剂中，与分散溶剂之间无相界面，属于热力学稳定体系。

微粒胶体是指难溶性高聚物分散在分散溶剂中形成的，也称疏水胶体。流体学中分散相和分散溶剂之间有明显的界面，因而具有很大的界面能，是热力学不稳定体系。且胶体粒子有自发聚集以降低界面能的趋势,因此微粒胶体极易被破坏而聚沉,聚沉之后往往不能恢复。

一、分子胶体（高分子溶液）

1.结构、性质和稳定性

亲水性聚合物分子结构中有很多亲水基团（或极性基团），如—OH、—NH$_2$、—COOH 等,这些基团能和水发生水化作用,在高分子周围形成较坚固的水化膜。水化膜可阻碍质点的相互聚集,因此高分子溶液的稳定性较高。

但若水化膜遭到破坏,高分子亦易聚集沉淀。破坏水化膜的方法是加入与水亲和力强的物质,如乙醇、丙酮、大量的电解质等。在纯化高分子物质如右旋糖酐、羧甲基淀粉钠时,即采用加入大量乙醇的方法,使它们失去水化膜而沉淀分离。控制加入乙醇的浓度,还可获得不同分子量的产品。由于大量电解质的加入,导致高分子质点水化膜的破坏使其沉淀,这一过程称为盐析。起盐析作用的主要是电解质中的阴离子,不同电解质阴离子盐析能力的强弱顺序称为感胶离子序,一般是:枸橼酸根＞酒石酸根＞SO_2^-＞Ac^-＞Cl^-＞NO_3^-＞Br^-＞I^-。

高分子溶液在放置过程中自发地聚集而沉淀的现象称为陈化现象。这是由于光线、空气、盐类、pH、絮凝剂、射线等共同作用的结果。

高分子溶液常带有电荷,如纤维素及其衍生物、阿拉伯胶、海藻酸钠等溶液带负电荷;血红素带正电;蛋白质分子的荷电情况根据溶液的 pH 不同而不同,在等电点时分子呈中性,在 pH 大于等电点时,分子带负电,在 pH 小于等电点时,分子带正电。因此带相反电荷的两种高分子溶液混合时,可因电荷中和而发生絮凝。

2.分子胶体的制备

制备高分子溶液一般需经过有限溶胀和无限溶胀过程。溶剂分子渗透进入高分子化合物分子间的空隙中,与极性基团发生水化作用而使体积膨胀,这一过程称为有限溶胀。由于水分子充满高分子化合物的分子间隙内,降低了分子间的相互作用（范德华力）,溶胀过程不断进行,最后高分子化合物以分子、离子状态完全分散在水中,形成高分子溶液,这一过程称为无限溶胀。无限溶胀往往需要加热或搅拌才能完成。形成高分子溶液的过程称为胶溶。

高分子化合物的种类很多,其有限溶胀和无限溶胀的快慢各不相同,应根据化合物的性质和种类加以区别。

制备明胶溶液时,先将明胶碎成小块,水中浸泡 3～4h 使体积膨胀（有限溶胀过程）,然后加热并搅拌使明胶溶解（无限溶胀过程）。

甲基纤维素及吐温类在冷水中较热水中更易溶解。这是因为在加热时,溶液中水分子和化合物中一些极性基团形成的氢键受到破坏,水化作用降低,于是溶液浑浊;当温度降低时,氢键复又形成,溶液重新澄明,因此在配制这类高分子溶液时不应加热,而应冷藏。

二、微粒胶体

微粒胶体(又称溶胶)是高度分散体系,质点很小,分散度大,存在强烈的布朗运动,能克服重力作用而不沉降,属于动力学稳定体系;但由于巨大的界面能,是热力学不稳定体系。一旦粒子相互聚集长大,微粒胶体的动力学稳定性也将丧失,此时微粒胶体沉淀,这种现象称为聚集。微粒胶体聚集后往往不能恢复原状。

1.微粒胶体的结构、性质及稳定性

该体系中分散相的质点可因吸附或解离而表面带电,此时,溶液中必然有数量相等的反离子存在,以保证整个体系是电中性的。其中的一部分反离子紧密吸附在胶粒表面,此时胶粒表面既有使其带电的离子,也含一部分紧密吸附的反离子,这个带电层的厚度一般为 1~2 个离子,称为吸附层;另外一部分反离子分散在胶粒周围,越靠近胶粒,反离子越多;越远离胶粒,反离子越少,这部分反离子称为扩散层。吸附层和扩散层构成了微粒胶体粒子的双电层结构。

当发生电泳时,只有吸附层中的反离子随胶粒一起移动,由于吸附层和扩散层带相反电荷,因此在电场中胶粒和分散介质(扩散层)之间发生相对移动时,就表现出电位差,称为电动电位(ζ 电位或 Zeta 电位)。进入吸附层的反离子越多,表明扩散层中的反离子越少,ζ 电位就越低;反之亦然。所以 ζ 电位的大小与溶液中电解质的浓度有密切关系。

微粒胶体的质点原本是疏水的,但表面形成双电层后,由于离子的水化作用,胶粒表面溶剂化,带有一层薄的水膜。水膜的存在,也有利于微粒胶体的稳定。但与高分子溶液相比,微粒胶体的稳定性较差,因此在制备微粒胶体时必须加稳定剂。影响微粒胶体稳定性的因素很多,其中主要是以下几点。

(1)电解质的聚沉作用。在微粒胶体体系中加入电解质后,由于反离子进入吸附层,使吸附层中有较多的电荷被中和,ζ 电位下降,胶粒之间的静电斥力减小,胶粒易合并聚集而沉淀。通常把电解质使微粒胶体沉淀的作用称为聚沉作用。任何电解质浓度达到一定值时都能使微粒胶体沉淀。电解质中起聚沉作用的主要是反离子,反离子价数越高,聚沉效率越高,三价离子比一价离子大数百倍,二价离子比

一价离子大数十倍。

（2）微粒胶体的相互聚沉。当两种电性相反的微粒胶体混合时可发生相互聚沉作用。聚沉的程度与两胶体的比例有关，在等电点附近聚沉最完全；比例相差很大时，聚沉不完全或不发生。聚沉的原因可能有两个：一是两种胶体的电荷相互中和；二是两种胶体的稳定剂相互发生作用。

（3）高分子溶液的保护和絮凝。微粒胶体中加入一定数量的高分子溶液后，使微粒胶体的稳定性显著提高，这种现象称为高分子的保护作用。但是，如果在微粒胶体中加入的高分子化合物量太少，微粒胶体的稳定性反而下降，导致微粒胶体迅速形成疏松絮状沉淀，这种现象称为高分子的絮凝作用。这两种现象的原因，主要是由于高分子吸附在微粒胶体粒子表面造成的。当高分子溶液浓度较高时，胶粒表面完全被高分子所覆盖，形成类似高分子粒子的表面结构，因而稳定性增加；但当高分子溶液的浓度较低时，不能完全覆盖微粒胶体粒子的表面，此时微粒胶体粒子依靠高分子的架桥作用加速聚集而絮凝。

2.微粒胶体的制备

微粒胶体通常有两种制备方法。一种是把大块物质分散成胶体粒子的分散法，另一种是把离子或分子凝聚成胶体粒子的凝聚法。

（1）分散法。主要包括机械分散、超声分散和胶体分散等方法。机械分散是利用胶体磨等设备将大块固体物料粉碎成胶体大小的微粒，分散在溶剂中。超声分散是利用超声波产生的能量分散固体。胶体分散是将刚刚聚集的胶体粒子重新分散而成微粒胶体。胶体粒子之所以聚集成沉淀，是由于电解质过多或者制备时缺少稳定剂，设法洗去过量的电解质或者加入少量的稳定剂，则可形成微粒胶体。胶溶法仅适用于新鲜沉淀。

（2）凝聚法。用物理或化学方法使分子或离子凝聚成胶粒的方法。本法的基本原则是使药物分子溶液达到过饱和状态，然后控制适宜的条件，使分子或离子以胶体大小的质点析出。

三、胶体溶液型液体制剂（胶浆剂）

胶浆剂是指高分子物质分散在水中形成的黏稠状制剂。其特点是具有黏性，因此能延缓药物的吸收，干扰味蕾的感觉，降低某些药物的刺激性。

常用的胶浆剂有阿拉伯胶浆、西黄蓍胶浆、甲基纤维素胶浆、羧甲基纤维素钠胶浆、淀粉浆等，也有含药物的胶浆，如盐酸利多卡因胶浆、氯化钾胶浆、盐酸可卡因胶浆、心电图导电胶浆等。

第四节 乳剂

乳剂是指两种互不相溶的液体,其中一种液体以小液滴的形式分散在另外一种液体中形成的非均相液体制剂。通常把前者称为分散相、内相或不连续相,后者成为分散介质、外相或连续相。乳剂中的内相液滴具有很大的分散度,其总表面积大,表面自由能很高,属于热力学不稳定体系。

分散相液滴的大小一般超过 $0.1\mu m$,大多在 $0.25\sim25\mu m$。当分散相液滴在 $0.1\sim100\mu m$ 范围时,乳剂是常见的不透明乳白色液体,属于粗分散体系;当分散相液滴在 $0.01\sim0.1\mu m$ 时,乳剂是透明或半透明液体,称为微乳,属于胶体分散系统。两种乳剂在性质上有非常显著的差异。

乳剂中两种液体具有相反的性质,亲水的一相通常是水或水溶液,亲油的一相通常是各种植物油、矿物油或动物油脂等。水相和油相可以形成两种乳剂,即水包油(O/W)型乳剂和油包水(W/O)型乳剂,前者以油为内相、水为外相;后者则以水为内相、油为外相。

依据水或油的某些性质可鉴别乳剂的类型。常用的鉴别方法有三种。

1.稀释法

鉴于乳剂内相不能被外相液体稀释,而外相可以和外相液体混合,O/W 型乳剂可加水稀释而不能加油稀释;W/O 型乳剂可加油稀释,若加水则乳剂集聚不分散。

2.染色法

水溶性染料可溶解在乳剂的水相中,油溶性染料可溶解在乳剂的油相中,选择某一类溶解性的染料可以鉴别乳剂的类型。如油溶性染料苏丹-Ⅲ可溶于 W/O 型乳剂的外相,使乳剂染成红色;而对 O/W 型乳剂,该染料只浮在乳剂的表面,不能分散。

3.导电法

O/W 型乳剂能导电;W/O 型乳剂不能导电。

乳剂可供内服,也可外用。口服后药物比较容易吸收,且可掩盖药物的嗅味。乳剂存在于许多剂型中,如口服乳剂、搽剂、洗剂、滴眼剂、注射剂、软膏剂、眼膏剂以及气雾剂中的部分制剂。

一、乳剂的形成

乳剂是一种液体高度分散在另一种液体中形成的不稳定体系。因为两种液体互不相溶,因此这种体系具有相当大的界面以及界面自由能。也就是说,形成乳液的过程是一个增加体系界面的过程,这就必须对体系做功以增加体系的总能量,而这部分能量以界面能的形式保存于体系中,这是一种非自发过程。相反,乳液中小液滴的聚结使体系的能量减少,这是一个自发的过程。因此,乳液是一种不稳定体系,分散相液滴具有合并破裂的自发趋势。欲得到稳定的乳液,必须加入起稳定作用的第三种物质即乳化剂。乳化剂之所以能起稳定乳剂的作用,主要是由于乳化剂具有降低界面张力、形成界面膜、形成电屏障等作用。

1.降低界面张力

常用乳化剂多具表面活性作用,可降低界面张力,一般能使油水两相之间的界面张力降低为原来的 $1/20 \sim 1/25$,从而降低分散相液滴的表面自由能,以至不易重新聚合。

但应指出,降低界面张力是形成乳剂的有利因素但不是决定因素。如有的体系有很低的界面张力,但若没有形成界面膜,则不能获得稳定的乳液;相反,一些含有高分子物质的体系,尽管界面张力较高,仍能形成稳定的乳液。

2.形成界面膜

乳液中高分散度液滴所具有的强吸附性以及乳化剂的两亲性结构,使乳化剂分子富集在两相界面形成坚固的界面膜,从而在两相间起机械屏障作用。

界面膜的机械强度决定了乳剂的稳定性。根据乳化剂的种类,界面膜分为三类。

(1)单分子膜。形成单分子膜的乳化剂主要是表面活性剂。乳化后,乳化剂吸附于两相界面,明显地降低界面张力;更重要的是,乳化剂在分散相液滴表面有规则地定向排列,其亲水基团朝向水相,亲油基团朝向油相,形成单分子膜,从而有效地防止内相液滴相遇时发生合并,稳定乳剂。如果有些物质能和乳化剂共同形成致密的界面膜,则更有利于乳剂的稳定。

(2)多分子膜。高分子材料作乳化剂不能明显地降低界面张力,但吸附在分散相液滴的界面上形成坚固的多分子膜,有效地阻止油滴的合并。此外,高分子溶液还可增加外相(水相)的黏度,也有利于乳剂的稳定。

(3)固体微粒膜。极其细微的固体粉末也可用作乳化剂。作为乳化剂的固体粉末必须同时被水相和油相所润湿,因而可聚集在两相界面间,形成固体微粒膜,避免分散相液滴的接触和合并。固体粉末作为乳化剂的另一个必要条件是其粒径应比分散相液滴小得多,这样才能在相界面排列成膜。

3.形成电屏障

当表面活性剂有规则地定向排列在分散相液滴表面时,若是 O/W 型乳剂,则亲水基向外,可因表面活性剂分子的解离或吸附而带电,从而使分散相小液滴带同种电荷。带同种电荷的液滴互相接近时,可因静电斥力使液滴分开,起到电屏障的稳定作用。

但对 W/O 型乳剂,由于乳化剂的疏水基团向外,分散相液滴不具有电屏障,因此 W/O 型乳剂往往不如 O/W 型乳剂稳定。

二、决定乳剂类型的因素

1.乳化剂的类型

一般而言,乳化剂的类型决定了乳剂的类型。通常情况下,采用亲水型的乳化剂制得 O/W 型乳剂;采用亲油型的乳化剂制得 W/O 型乳剂。对于接触角小于90°的固体粉末(如皂土、氢氧化镁等),由于固体更多地为水相所润湿(与水相的亲和力大),所以形成 O/W 型乳剂;而对于接触角大于 90°的固体粉末,如氢氧化钙、氢氧化锌等,固体更多地被油所润湿(与油相的亲和力大),所以形成 W/O 型乳剂。

2.相体积

一般来说,相体积较大的一相易成为外相。但由于电屏障的缘故,形成具有较高相体积的 O/W 型乳剂也是可能的。相反,由于 W/O 型乳剂不具有电屏障,因此 W/O 型乳剂的相体积不能太大,否则容易转型。

三、乳化剂

乳化剂的作用是降低界面张力,在分散相液滴表面形成界面膜或形成电屏障。乳化剂的选择对乳剂的形成和稳定有重要的影响。常用的乳化剂有 4 种。

1.合成乳化剂

本类多为表面活性剂,其主要作用是降低界面张力,在分散相液滴表面形成单分子膜。主要特点是:乳化能力强,性质稳定,混合使用或与油溶性极性化合物联用,可形成复合膜,增加乳剂的稳定性。

常见的阴离子型乳化剂有硬脂酸钠、硬脂酸钾、油酸钠、油酸钾、硬脂酸钙、十二烷基硫酸钠等。

常见的非离子型乳化剂有司盘类、吐温类、波洛沙姆、蔗糖脂肪酸酯类、聚氧乙烯蓖麻油类、聚氧乙烯氢化蓖麻油类等。

2.天然乳化剂

本类多为高分子化合物,主要特点是:亲水性强,能形成 O/W 型乳剂,多数有较大的黏度,能增加乳剂的稳定性。使用这类乳化剂一般需加入防腐剂。

常见的有阿拉伯胶、西黄蓍胶、明胶、琼脂、卵磷脂等。其他的乳化剂还有海藻酸钠、皂苷、果胶、蛋白等。

3.固体微粒乳化剂

O/W 型乳化剂有氢氧化镁、氢氧化铝、皂土、碳酸钙、二氧化硅等;W/O 型乳化剂有氢氧化钙、氢氧化锌、硬脂酸镁、炭黑、松香等。

4.辅助乳化剂

辅助乳化剂本身乳化能力很弱或无乳化能力,但能提高乳剂的黏度,同时增强界面膜的强度,有利于乳剂的稳定。

常用于增加水相黏度的辅助乳化剂有甲基纤维素、羧甲基纤维素钠、西黄蓍胶等。常用于增加油相黏度的有鲸蜡醇、蜂蜡、单硬脂酸甘油酯、硬脂醇等。

四、乳化剂的选择和使用

1.乳化剂的 HLB 值及其应用

HLB 值即亲水亲油平衡值,用来表示表面活性剂分子中的亲水基团与亲油基团的平衡关系。HLB 值在 3～6 的乳化剂适宜制备 W/O 型乳剂;在 8～18 的乳化剂适宜制备 O/W 型乳剂。

为了获得良好的乳化效果,常常将两种或两种以上的乳化剂配合使用。此时混合乳化剂的 HLB 值具有加和性,可用下式计算:

$$\text{HLB} = (\text{HLB}_A \times w_A + \text{HLB}_B \times w_B)/(w_A + w_B) \tag{9-1}$$

式中,w_A 和 w_B 分别是乳化剂 A 和 B 的质量,其亲水亲油平衡值分别为 HLB_A 和 HLB_B。

乳浊液中的油相成分包括油、脂、蜡、油溶性或油性物质,在乳化时应注意其相应的 HLB 值,只有当油相所需的 HLB 值与乳化剂的 HLB 值相接近时(保持0.5～1.0 差值范围内为好),才能制得稳定的乳剂。

测定油相所需 HLB 值的简便易行的方法是采用系列乳化剂稳定性观察法。即对某一乳剂的油相成分,选用一系列不同 HLB 值的混合乳化剂,配制乳浊液,静置观察,最稳定的乳浊液所采用的乳化剂的 HLB 值就是油相所需 HLB 值。

2.根据乳剂的用途来选择

外用乳剂应选用对皮肤、黏膜无刺激性的表面活性剂,且应注意应用皮肤的性质和状况。如用于破裂皮肤的乳剂,最好不要使用表面活性剂作乳化剂,因其可被吸收而出现毒性。一般不宜采用高分子溶液作乳化剂,因易于结成膜。

内服乳剂的乳化剂必须无毒无刺激性,可选用阿拉伯胶、西黄蓍胶、琼脂等高分子乳化剂及多糖、蛋白质等。使用吐温等表面活性剂时,要尽量避免不良反应。

肌内注射的乳剂可选用非离子型表面活性剂,如吐温 80 等。

静脉注射的乳剂可选用非离子型表面活性剂,如 Pluronic F-68 或精制豆磷脂、卵磷脂等。

3.乳化剂的配伍使用

在乳剂的制备过程中,经常混合使用乳化剂以提高界面膜的强度,增加乳剂的稳定性,调节乳剂的稠度、柔润性和涂展性。

合并使用的一般原则是:①通常 O/W 型和 W/O 型的阴阳离子型乳化剂不能配伍使用,但非离子型的乳化剂可共用,如司盘(W/O)和吐温(O/W)经常共用。②非离子型表面活性剂可与其他乳化剂合并使用。③乳剂中加入辅助乳化剂,可增加乳剂的黏度,提高乳剂的稳定性,如阿拉伯胶与西黄蓍胶、果胶等。

五、乳剂的稳定性

1.乳剂的转相

乳剂从 W/O 型变为 O/W 型称为转相,反之亦然。外加物质、相体积比的改变以及温度的变化都可能导致转相。

外加物质导致的转相是由于改变了乳化剂的性质。如钠肥皂可以形成 O/W 型乳剂,但加入足量的氯化钙溶液后,生成的钙肥皂可使其转变为 W/O 型乳剂。要注意的是,此过程具有转相临界点,在临界点之下,转相不会发生;在临界点时乳剂被破坏;只有在临界点之上,转相才能发生。

对相体积比(φ)而言,W/O 型乳剂的 φ 值达到 50% 以上时容易发生转相;O/W 型乳剂的 φ 值要达到 60% 以上时才容易发生转相。

升高温度可引起界面膜的改变而导致转相,这种作用常在 40℃ 以上变得明显。

2.乳剂的分层、絮凝和破裂

由于乳剂的分散相和连续相之间存在密度差,引起分散相液滴的上浮或下沉,这种现象称为分层或乳析。

分层的乳剂并未破坏,经振摇后很快再分散均匀,但药品不应发生这种情况,优良的乳剂其分层应进行得十分缓慢,以致不易察觉。

乳剂液滴的分层速度受 Stokes 公式中诸因素的影响。为降低分层速度，可减小内相液滴的粒径，增加连续相的黏度，降低分散相和连续相之间的密度差。其中最常用的方法是增加连续相的黏度。但应指出，增加乳剂的黏度应以不影响倾倒为限。

絮凝是指乳滴聚集成团，但仍保持各乳滴的完整分散个体而不呈现合并的现象。絮凝时乳滴的聚集和分散是可逆的。但絮凝的出现说明乳剂的稳定性已降低，通常是乳剂破裂的前奏。

破裂是指乳剂的分散相小液滴不断合并成大液滴，最后形成油水两层的现象。破裂后的乳剂虽经振摇也不能恢复原有乳剂的状态。

破裂与分层可同时发生，也可发生在分层之后。延缓分层，对于阻止乳剂破裂有一定的作用。

3.乳剂的败坏

乳剂受外界因素（光、热、空气等）及微生物的作用，使体系中油或乳化剂发生变质的现象称为乳剂的败坏。

通常可加抗氧剂以防止乳剂的氧化变质。油相中常选用卵磷脂、羟基甲苯丁酸酯、没食子酸丙酯和维生素 E 等抗氧剂；水相中常选用亚硫酸氢钠和焦亚硫酸钠等抗氧剂。

考虑到微生物对乳剂的破坏性，应在处方中加入防腐剂，特别是对 O/W 型乳剂。常用于乳剂的防腐剂及其浓度如下：苯甲酸或苯甲酸钠 0.1%～0.2%，乙醇5%～10%，硝酸（或醋酸）苯汞（1∶10000）～（1∶25000），苯酚、甲酚或三氯叔丁醇均为 0.5%，山梨酸 0.2%，阳离子表面活性剂（1∶10000）～（1∶50000）。对霉菌、酵母菌及细菌较好的防腐剂为尼泊金类。在选用防腐剂时，要特别注意防腐剂在油水两相中的分配系数，使其在两相中都有一定的防腐能力。

六、乳剂的制备

1.拟定处方的基本原则

（1）乳剂中内相的相体积比最好在 25%～50%。

（2）根据乳剂的不同类型，选用和油相 HLB 值接近的乳化剂或混合乳化剂。

（3）根据乳剂的类型和用途选择适宜的辅助乳化剂以调节乳剂的黏度，从而使乳剂具有合适的流变性。

（4）乳剂中应根据原料的不同以及乳剂的用途，加入相应的防腐剂和抗氧剂。

2.制备工艺

(1)干胶法。水相加到含乳化剂的油相中。取胶粉与油混合,加一定量的水乳化成初乳,再逐渐加水至全量。初乳中油、水、胶有一定的比例,植物油类的比例是4∶2∶1;挥发油的比例是2∶2∶1;液体石蜡的比例是3∶2∶1。所用胶粉通常是阿拉伯胶或阿拉伯胶与西黄蓍胶的混合胶,用其他胶做乳化剂时其比例应有所改变。干胶法制乳剂的原则也可应用于非胶乳剂的制备。

(2)湿胶法。油相加到含乳化剂的水相中。先将胶与水溶解形成水溶液,制备时将油相(内相)逐渐加入含乳化剂的水相(外相)中。由于水是过量存在,故有利于形成 O/W 型乳剂。

(3)交替加液法。此法是将油和水分次少量地交替加入乳化剂中。如制 O/W 型乳剂,将一部分油加入所有的油溶性乳化剂中混合,在搅拌条件下加入含全部水溶性乳化剂的等量水溶液,研磨乳化,剩余部分的油和水交替加入,如此交替3~4次即可制成最终的乳剂。此法由于两相液体的少量交替混合,黏度较大而有利于乳化。如用琼脂、海藻酸钠和卵磷脂等乳化剂制备乳剂时常用此法。

(4)转相乳化法。先将乳化剂在油相中溶解或熔化,然后在缓慢搅拌下将预热的水相加入热的油相中,开始形成 W/O 型乳剂,随着水相体积的增加,黏度突然下降,转相变型为 O/W 型乳剂。若制备 W/O 型乳剂,则先将油相加入水相中,由 O/W 型乳剂转相变型为 W/O 型乳剂。这种方法制得的乳剂粒径较细。上述几种方法均适用于天然乳化剂。

(5)新生皂法。此法是将植物油与含有碱的水相分别加热至一定的温度,混合搅拌使发生皂化反应,生成的皂类乳化剂随即乳化而制得稳定的乳剂。由于植物油中一般含有少量的游离脂肪酸,故可以和碱如氢氧化钙、氢氧化钠等发生皂化反应。一般来说,和氢氧化钠、氢氧化钾或三乙醇胺等生成的一价皂是 O/W 型乳化剂;和氢氧化钙等生成的二价皂是 W/O 型乳化剂。通常将水相加入油相中制备。

(6)直接匀化法。此法主要适合于含表面活性剂的乳剂制备。由于表面活性剂乳化能力强,直接将预热好的水相和油相及处方成分加入乳化设备中(如高效匀乳器)乳化即得。

(7)乳剂中药物的添加方法。若药物能溶于内相,可先加于内相液体中,然后制成乳剂;若药物溶于外相,则将药物先溶于外相液体中再制成乳剂;若药物不溶于内相也不溶于外相,可与亲和性大的液体研磨,再制成乳剂;也可以在制成的乳剂中研磨药物,使药物均匀混悬。

3.乳化器械

（1）机械搅拌器。乳剂可以用多种机械搅拌器制备，如桨式混合器、涡旋混合器等。搅拌制备乳剂，一般尚需进一步通过胶体磨或乳匀机制备小而均匀的液滴。但由于搅拌时能带进相当量的空气，因此不适用于易氧化药物乳剂的制备。

（2）乳匀机。其原理是将其他方法制成的粗分散乳剂，在很高压力下高速通过匀化阀的窄缝，因产生强力的剪切作用而使粗品成很细的乳剂。两步乳匀机可将粗分散乳剂连续两次匀化，目前国内使用两步乳匀机制备营养型脂肪乳。

（3）胶体磨。其原理是将乳剂处方混合物通过定子和转子之间的空隙，乳剂混合物由于受到巨大的切变力而产生均一粒径的细分散体。

（4）超声波乳化器。由于超声波发生器不同而有不同的乳化器，较常用的是哨笛式乳化器，其原理是将其他方法生产的粗分散乳剂或预混合液体（水、油、乳化剂）细流在高压喷射下，冲击在金属薄片刀刃上，使刀刃激发而产生共振频率振动，液流也受激动而上下震动。当此超声波频率足够高时，液体受到激烈振荡，从而乳化成细的乳滴。

七、乳剂的质量评价

通常在确定乳剂的优质处方前，要制作很多试验样品，考察其稳定性。除采用留样观察法外，目前尚无统一量化的加速试验方法，下面几种方法有助于对各种乳剂质量和稳定性作定量的比较。

1.测定乳滴的粒径

采用显微镜法、库尔特计数器、光散射等多种方法测定乳剂乳滴的大小及分布情况。对不同处方乳剂进行稳定性比较。

乳剂的破坏分两个过程，首先是液滴的接近，但液滴间的液膜并未被破坏；其次是小液滴合并成大液滴。在破坏过程中必然伴随着液滴数量的减少，液滴大小分布曲线向大粒径方向移动。因此，测定乳剂中分散液滴数量或分布曲线随时间的变化即可了解乳剂的稳定性。

2.温度法

如果样品能在 37℃ 保存 3 个月不变化则可以认为其稳定。也可周期性地改变贮存温度以加速考察乳剂的稳定性。例如在 −20℃ 放置一天，然后在 50℃ 放置一天，循环 3～4 次，或在 4～40℃ 环境下循环 6 次等，能够耐受这种循环的乳剂有较好的稳定性。

3.离心法

离心法可以观察到乳剂的分层或沉降,确定不同离心速度下的速度常数,根据离心力估计出重力,就可以对乳剂在自然重力条件下的分层或沉降做出判断。一般将乳剂以 4000r/min 的速度离心 15min,如不分层则认为乳剂较稳定。将乳剂放在 3750r/min,半径为 10cm 的离心机中离心 5h,相当于放置一年因密度不同产生分层的效果。

八、复合乳剂

复合乳剂又称多层乳剂,简称复乳。是由普通单乳进一步乳化形成的复杂乳剂体系。W/O 型乳剂分散在水中形成 W/O/W 型复乳;O/W 型乳剂分散在油中形成 O/W/O 型复乳。

目前研究较多的是 W/O/W 型复乳,各相依次叫内水相、油相和外水相。在复乳中,中间相也被称为液膜,液膜主要由油和乳化剂组成。

在复乳中,内相和外相被液膜分隔,所以内相和外相可有不同的水相(例如含不同水溶性成分)或不同的油相(例如使用不同的油)组成,在各相中也可溶解不同的药物;在内相中的药物需通过液膜扩散,所以利用乳剂具有淋巴趋向性和复乳液膜控制药物释放的特点,复乳可被用作药物的靶向载体,特别是抗癌药物的靶向载体。也可用于其他一些胃肠道药物中毒的解毒。总之,复乳在医药领域具有广阔的应用前景。

1.复乳的制备

复乳的制备通常采用两步乳化法。第一步先将水、油、乳化剂制成一级乳,第二步将一级乳作为分散相与乳化剂、水(或油)再乳化制得二级乳。通常被包封的内相与外层连续相是可混溶的,而液膜相与这两相不混溶。因此,如果一级乳是 W/O 型乳剂,则连续相应是水,得到 W/O/W 型复乳;若一级乳是 O/W 型乳剂,则连续相应是油,得到 O/W/O 型复乳。

在制备 W/O/W 型复乳时,一级乳一般用亲油型乳化剂(称乳化剂Ⅰ),二级乳用亲水型乳化剂(称乳化剂Ⅱ)。而制备 O/W/O 型复乳时,则正相反。

复乳中的药物一般加入内水相,但根据释药要求,也可在内外水相中加入同一药物或不同药物,脂溶性药物可加入油相内。

2.影响复乳稳定性的因素

复乳是一复杂、不稳定的体系。以 W/O/W 型复乳为例,其主要的不稳定因素为油膜破裂及内水相外溢。具体说来,其稳定性常受下列因素的影响。

（1）内水相微滴的大小。如用5％司盘80作成一级乳化剂，二级乳化剂采用：A.聚氧乙烯十二烷基醚；B.聚氧乙烯辛基酚；C.司盘80∶吐温80(3∶1)，在相同制备方法和条件下，形成三种状态的复乳。A形成的乳滴中大部分含有一个较大的内水相微滴；B形成的乳滴中含有若干个小的内水相微滴；C形成的乳滴中含有大小不等的内水相微滴。试验证明B形成的复乳比A或C的稳定，这是因为大的内水相微滴比小的内水相微滴更易通过油膜而外溢。一般当内水相微滴小，而形成的二级乳剂的乳滴较大时，该复乳就较稳定。

（2）内水相和外水相之间的渗透性。W/O/W型复乳中存在着分隔内外水相的油膜，由于内外水相的溶质含量可能不同，其间存在渗透压，使水分子可以通过油膜，造成复乳中一级乳滴的膨胀或皱缩而破坏复乳，所以渗透性对复乳的稳定性影响很大。如葡萄糖或氯化钠等溶质溶于内水相时，内水相的渗透压可高于外水相，此时，水分子通过油膜渗入内水相，使内水相膨胀，W/O型乳滴逐渐变大，同时内水相的渗透压也逐步下降，当内外水相的渗透压相等时，水分停止渗入，但此时油膜较以前薄，破裂的可能性增加；如内水相仍有较大的渗透压，则W/O型乳滴进一步膨胀而引起油膜破裂，内水相外溢，复乳即被破坏。

（3）油膜的性质与厚度。油膜的性质是决定复乳稳定的主要因素，其中黏度较为重要。膜的黏度越低，膜越不稳定。膜的黏度取决于两种乳化剂，也取决于内相和连续相中药物的性质。一般而言，膜越厚复乳越稳定。内水相在W/O型一级乳的相体积越小，油膜越厚，有利于复乳的稳定，因此可以在一级乳的乳化过程中控制油膜的厚度。在复乳内水相中加入高分子溶液，如适量的明胶溶液，可吸附在油水界面形成具有一定机械强度的连续性界面膜，避免乳滴破坏；而在外水相中加入高分子材料，如1％PVP溶液作增稠剂，使外水相黏度增加，并进一步降低复乳液膜的流动，亦可提高复乳的稳定性。

九、微型乳剂

微型乳剂是由水相、油相、表面活性剂与助表面活性剂在适当比例混合时自发形成的一种透明或半透明的低黏度、各向同性且热力学稳定的油水混合系统。助表面活性剂通常为短链醇、胺或其他两性化合物。

20世纪90年代后，微乳作为药物载体的应用逐渐受到人们的重视。研究表明，微乳制剂可提高难溶性药物的溶解度，促进大分子水溶性药物在人体的吸收，提高这些药物在体内的生物利用度；微乳还可以同时包容不同脂溶性的药物，提高一些不稳定药物的稳定性；由于微乳的粒径小且均匀，使包封于其中的药物分散度提高,还可促进药物的透皮吸收。

微乳作为药用载体应用具有较大的潜力和广阔的前景。但目前仍有许多问题有待进一步的探讨。

第五节　混悬剂

混悬剂是指难溶性固体药物以微粒状态分散于液体介质中形成的非均相液体制剂。混悬剂属于粗分散体系,分散相粒子大小在 $0.1\sim10\mu m$,一般为 $10\mu m$ 以下,但也有的可达 $50\mu m$ 或更大。所用分散介质大多为水,也可用油类。混悬剂在医疗上应用较广,在口服、外用、注射、滴眼、气雾以及长效等剂型中都有应用。

凡不溶性药物或药物的溶解度达不到治疗要求的浓度而不能制成溶液,制成水溶液不稳定,或为了长效的目的,都可考虑制成混悬剂。此外,不良嗅味的药物(如氯霉素)若制成溶液剂,病人难以接受,服用时引起恶心呕吐,则可将其制成不溶性衍生物,后配制成混悬剂,达到掩盖不良嗅味的目的。剧、毒药或剂量小的药物不应制成混悬剂使用。

适合药用的混悬剂一般应符合以下基本要求:①混悬剂中微粒的大小,应符合一定的粒度范围,下沉缓慢,在贮存中应不结块,稍加振摇后能重新均匀分散。②药物本身的化学性质应稳定,在使用或贮存期间含量应符合要求。③混悬剂应有一定的黏度要求,在使用时对机体组织无不适感、无刺激或毒性等。

一、稳定性

混悬剂不仅要求化学稳定而且要求物理稳定。从实际角度看,物理稳定性是混悬剂存在的主要问题。由于混悬剂中分散相的固体粒子粒径大于胶粒,易受重力作用而沉降,是动力学不稳定体系;同时,微粒具有很大的表面自由能,具有自发聚集和增长的趋势,是热力学不稳定体系。混悬剂的稳定性是个较为复杂的问题,与多种因素有关,以下简述之。

1.混悬微粒的沉降

为了保持混悬微粒分散均匀,希望混悬微粒沉降缓慢甚至不沉降。但微粒受到重力作用,静置时会自然沉降,沉降速度符合 Stokes 定律。

$$v=2r^2(p_2-p_1)g/9\eta \tag{9-2}$$

式中,v 为沉降速度;r 为微粒半径;p_2 为微粒的密度;p_1 为分散介质的密度;η 为分散介质的黏度;g 为重力加速度。

该公式是根据理想状态推导而来,不能用于准确计算常用混悬剂的微粒沉降速度,但该公式合理地说明了影响混悬剂微粒沉降的主要因素,并为寻求减慢微粒沉降速度的方法提供了理论依据。

由上式可见,微粒沉降速度与微粒半径的平方、微粒与分散介质的密度差成正比,与分散介质的黏度成反比。因此,通过粉碎固体,尽量减小微粒的半径,可有效减缓沉降速度。另外一个方法是增加分散介质的黏度。但应注意的是,混悬剂的黏度不仅取决于分散介质,还与固体含量及温度有关。过高的黏度会导致不易倾倒及剂量不准。也可增加分散介质的密度来减慢微粒的沉降,但此法十分有限。总之,减少分散相的粒径以保持混悬剂的物理稳定性,要比增加分散介质的黏度或密度更有效。

2.结晶长大与转型

混悬剂中微粒大小不可能完全一致,在放置过程中,由于具有更大表面自由能的小粒子溶解度较大,在结晶和溶解的动态平衡中,小粒子不断溶解,大粒子不断长大,混悬剂的物理稳定性降低。

很多药物存在多晶型现象,鉴于不同晶型的溶解度不同,在制备具有多晶型药物的混悬液时,溶解度更大的亚稳定型不断溶解,可能会转化为稳定型,并导致稳定型结晶的长大。晶型转化不仅会破坏混悬剂的物理稳定性,而且还可能降低药效。

针对上述情况,在处方设计及制备过程中,可采取以下措施:尽量使混悬剂微粒的粒度均匀;选取稳定型结晶制备混悬剂;添加亲水性高分子材料表面活性剂(膜屏障)以延缓结晶转化及微粒成长。

3.微粒的荷电与水化

混悬剂中微粒可因本身解离或吸附分散介质中的离子而荷电,具有双电层结构,由于微粒表面带电,水分子在微粒周围可形成水化膜,这种水化作用的强弱随双电层的厚度而改变。微粒荷电使微粒间产生排斥作用,水化膜的存在也可阻止微粒间的相互聚结,有利于混悬剂的稳定。

向混悬剂中加入少量的电解质,可以改变双电层的构造和厚度,因此影响混悬剂的稳定性。疏水性物质制备的混悬剂,由于微粒的水化作用弱,对电解质更加敏感;亲水性物质的水化作用强,受电解质的影响小。

4.絮凝与反絮凝

混悬剂中的微粒具有双电层结构(即 Zeta 电位),Zeta 电位受外加电解质的影响较大。当 Zeta 电位相对高时($\pm 25mV$ 或更高),微粒间斥力大于引力,微粒间无法聚集而处于分散状态。甚至当搅拌或随机运动使微粒接触时,由于高表面电位的存在,微粒也不会聚集,这种状态称为反絮凝状态。

在混悬剂中加入与微粒表面电荷相反的某种电解质后可使微粒的 Zeta 电位下降,若将 Zeta 电位调节至±(20～25)mV(即微粒间的斥力稍低于引力),此时,微粒互相接近,形成疏松的絮状聚集体,经振摇又可恢复成均匀的混悬液,这种状态称为絮凝状态。

使混悬剂的 Zeta 电位降低,使微粒絮凝的电解质称为絮凝剂;使混悬剂 Zeta 电位增加,防止其絮凝的电解质称为反絮凝剂。同一电解质可因用量不同,在混悬剂中可以起絮凝(降低 Zeta 电位)或反絮凝(升高 Zeta 电位)作用。

电解质的絮凝效果与离子价数有关,二价离子的絮凝作用较一价离子约大 10 倍,三价离子较一价离子约大 100 倍。

5.分散相的浓度和温度

在同一分散介质中,分散相的浓度增加,混悬剂的稳定性下降。温度通过影响混悬剂的黏度影响微粒的沉降速度,温度还能促使结晶长大及晶型转化。溶解度—温度曲线的斜率越大的药物,受温度的影响越明显。因此,混悬剂在贮存过程中及跨地区远销时,应考虑到气温变化或地区温差的影响。

6.混悬剂的流变性

混悬剂属于非牛顿流体,从混悬剂的稳定性考虑,所配的混悬剂最好是塑性流体或假塑性流体。假塑性流体的混悬液在静置时黏度较大,在倾倒时黏度较小,这种流变性既有利于混悬剂的稳定,又不影响倾倒。若是塑性流体,则希望其塑变值处在静置时微粒下沉所引起的切变应力及振摇(或倾倒)时的高切变应力之间。这样可使微粒在静置时不沉降,振摇倾倒时由于切变应力大于塑变值而不影响倾倒。

调整塑变值的方法包括调整微粒大小、微粒与分散介质之间的密度差或用假塑性物质来调整。实践中常将塑性物质(如羧乙烯聚合物)与假塑性物质(如西黄蓍胶等)合用作助悬剂。

若所加的助悬剂具有触变性,则混悬剂在静置时可形成凝胶,而一经振摇即可恢复流动性,也可有效地阻止微粒沉降。

二、混悬剂的稳定剂

在制备混悬剂时,为增加混悬剂的稳定性,常需加入能使混悬剂稳定的附加剂,称为稳定剂,主要包括助悬剂、润湿剂、絮凝剂和反絮凝剂等。

1.助悬剂

助悬剂是指能增加分散介质的黏度,以降低微粒的沉降速度或增加微粒亲水性的附加剂。其对混悬剂的稳定作用在于:增加分散介质的黏度以降低微粒的沉降速度;吸附于微粒表面防止或减少微粒间的吸引;延缓结晶的转化和成长。

理想的助悬剂应具备:助悬效果好,不黏壁,重分散容易,絮凝颗粒细腻,无药理作用。下面介绍常见的助悬剂。

(1)低分子助悬剂。如甘油、糖浆、山梨醇等。在外用制剂中经常使用甘油,具有助悬和润湿作用。亲水性药物的混悬剂可少加,疏水性药物可多加。在内服制剂中经常使用糖浆和山梨醇,起助悬和矫味双重作用。

(2)高分子助悬剂。天然高分子助悬剂常用的有阿拉伯胶、西黄蓍胶、海藻酸钠、琼脂、淀粉、白芨胶及果胶等。天然高分子助悬剂容易被微生物或酶类分解而失去黏性,在使用时应加防腐剂(如苯甲酸钠、尼泊金等)。

其他高分子助悬剂常用的有甲基纤维素、羧甲基纤维素、羟丙基甲基纤维素、羟乙基纤维素钠、聚乙烯吡咯烷酮、聚乙烯醇等。它们的水溶液均透明,性质稳定,受 pH 影响小,但应注意某些助悬剂能与药物或其他附加剂有配伍变化。如甲基纤维素与鞣质、浓盐溶液有配伍禁忌。

(3)皂土类。如硅皂土和胶体硅酸镁铝,这两种皂土均不溶于水,但在水中可膨胀。含 5%硅皂土或 3%胶体硅酸镁铝的混悬剂均具触变性;硅皂土与羧甲基纤维素钠(1:1)混合物,既具有假塑性流体性质,又兼有触变性。本类助悬剂配伍禁忌少,且较稳定,但遇酸能减少水化,多用于外用制剂中。

2.润湿剂

润湿剂是指能增加疏水性药物微粒被水湿润的物质。有很多固体药物,其表面可吸附空气,不能被水所润湿,这些疏水性药物在制备混悬剂时,必须加入润湿剂。润湿剂可破坏疏水微粒表面的气膜或降低固液两相之间的界面张力,有利于微粒分散于水中。

润湿剂应具有表面活性作用,HLB 值一般在 7~9,且有合适的溶解度。常见的润湿剂有吐温类、司盘类、长链烃基或烷烃芳基的硫酸盐和磺酸盐。

3.絮凝剂与反絮凝剂

常用的絮凝剂和反絮凝剂有枸橼酸盐、酒石酸盐、酒石酸氢盐、磷酸盐等。在选用絮凝剂和反絮凝剂时,要注意以下几个原则。

(1)从用药目的、混悬剂的综合质量以及絮凝剂和反絮凝剂的作用特点来选择。如造影用混悬剂要求微粒细而分散好,需使用反絮凝剂;采用反絮凝剂制备的混悬剂，一旦沉降，很容易形成牢固的不易分散的块状物。因此，对于大多数需贮放的混悬剂，宜选用絮凝剂。絮凝体系的沉降物疏松，易于再分散。

（2）充分考虑絮凝剂与反絮凝剂之间的变化。同一电解质可因在混悬剂中用量不同，而呈现絮凝作用或反絮凝作用。如在 Zeta 电位较高的混悬剂中加入带有相反高价电荷的电解质，由于电荷中和，Zeta 电位下降，微粒间的斥力降低而絮凝，此时电解质起到絮凝剂的作用；持续加入这种电解质，可使 Zeta 电位降至零。若再继续加入同种电解质，微粒又可因吸附溶液中的高价离子而带原粒子的相反电荷，随带电量增加，微粒间斥力增强，微粒重又回到单个分散状态，此时电解质起到反絮凝作用。

（3）絮凝剂的配伍禁忌。处方设计时，必须注意絮凝剂和助悬剂之间是否有配伍禁忌。常用的高分子助悬剂一般带负电荷，若混悬剂中的微粒亦带负电荷，此时加入的絮凝剂（带正电荷）会导致助悬剂凝结并失去助悬作用。

三、混悬剂的制备

制备混悬剂有分散法和凝聚法。

1.分散法

分散法是制备混悬剂的主要方法。是将固体药物粉碎成微粒，直接分散在含有各种附加剂的液体中制得。微粒大小应符合混悬剂中对分散相的要求。采用机械粉碎的粉末加液研磨和使用润湿剂加以分散，是分散法制备混悬剂的主要生产手段。

该法制备混悬剂与药物的亲水性有密切关系。对于亲水性药物，一般先将药物粉碎到一定细度，再加处方中的液体（水、芳香水、糖浆或甘油等）适量，研磨到适当的分散度，最后加入处方中的剩余液体使成全量。小量制备可用乳钵，大量生产可用乳匀机、胶体磨等。药物粉碎时加入适当量的液体共同研磨，这种方法称为加液研磨，可使药物更容易粉碎，且微粒的粒径更小。

疏水性药物不能被水润湿，此时需加一定量的润湿剂，与药物研匀后再加液体混合共研。

2.凝聚法

凝聚法是指通过物理或化学方法使分子或离子态药物凝聚成不溶性的药物微粒制备混悬剂的方法。

（1）物理凝聚法。又称微粒结晶法。是将药物溶解于良性溶剂中制成热饱和溶液，在急速搅拌下加入另一种冷却的不良溶剂中，使药物快速结晶，得到 $10\mu m$

以下(占 80%～90%)的微粒,再将微粒混悬于分散介质中制得混悬剂。药物量、溶剂的种类和用量、温度、搅拌速度、加入速度等因素均影响微粒的大小,因此应经过试验获得适宜的析晶条件。

(2)化学凝聚法。两种或两种以上的物质通过化学反应生成不溶性的药物微粒制得混悬剂。本法已较少使用。

四、混悬剂质量评价方法

1.微粒大小的测定

混悬剂中微粒的大小不仅关系到混悬剂的质量和稳定性,而且影响混悬剂的药效和生物利用度,所以测定混悬剂中微粒大小及粒径分布,是评定混悬剂质量的重要指标。常用的测定方法有显微镜法、沉降天平法、光散射法等。

2.微粒的沉降

测定混悬剂的沉降容积比,可以比较混悬剂的相对稳定性,评价助悬剂和絮凝剂的效果。其方法是:将混悬剂放入量筒中,混匀,记下混悬剂的原始高度(H_0),然后静置一段时间后,记下沉降物的高度(H_u),则比值 H_u/H_0 称为沉降容积比(F)。F 值越大,混悬剂越稳定,F 的数值在 0～1 之间。

3.重新分散试验

优良的混悬剂经过贮存后,不可避免地发生沉降,但振摇时沉降物应能很快重新分散,这样才能保证服用时的均匀性和分剂量的准确性。加速试验方法是:将混悬剂放在 100mL 的量筒内放置使沉降,然后以 20r/min 的速度旋转,经一定时间,量筒底部的沉降物易重新分散均匀,说明混悬剂再分散性良好。

4.絮凝度的测定

絮凝度是比较混悬剂絮凝程度的重要参数。絮凝是指由于絮凝剂的加入引起沉降物体积增加的程度。可用下式表示:

$$\beta = F/F_\infty \tag{9-3}$$

式中,F 为絮凝混悬剂的沉降容积比;F_∞ 为去絮凝混悬剂的沉降容积比。

β 值越大,絮凝程度越高,絮凝效果越好。用絮凝度评价絮凝剂的效果,可预测混悬剂的稳定性。

5.黏度与流变参数的测定

混悬剂大多属于非牛顿流体,可以用旋转黏度计测定混悬剂的流变曲线,确定混悬剂的流变学性质,评价混悬剂的稳定性。

6.热贮试验和冷贮试验

将样品封入安瓿中,在(50±2)℃恒温箱里贮存 4 周后,分析药物的含量,其分解率应小于5％,并无严重的相分离、结块和结晶现象,振摇后恢复成均一分散状态,并基本保持原有粒度大小、外观、黏度和分散性能。

在冰冻地区生产和使用的混悬剂必须进行冷贮试验。其方法是在冰箱中存放24h,再放在室温下溶化 8h,经 3 次反复试验而无相分离现象,且能恢复到原有物理性能。

参考文献

[1]陈中英.药事管理与法规[M].北京:中国医药科技出版社,2016.

[2]方亮.药剂学[M].8版.北京:人民卫生出版社,2016.

[3]何文,郭威希,王军,等.现代药剂学[M].武汉:武汉大学出版社,2012.

[4]蒋妮.药事管理与法规[M].北京:中国中医药出版社,2016.

[5]李范珠,李永吉.中药药剂学[M].北京:人民卫生出版社,2012.

[6]孟胜男,胡容峰.药剂学[M].北京:中国医药科技出版社,2016.

[7]倪健.中药药剂学[M].北京:中国医药科技出版社,2013.

[8]潘卫三.药剂学[M].北京:化学工业出版社,2017.

[9]田侃.药事管理专业导论[M].南京:东南大学出版社,2014.

[10]王建新,杨帆.药剂学[M].2版.北京:人民卫生出版社,2015.

[11]宿凌.药事管理与法规[M].北京:中国医药科技出版社,2015.

[12]赵春杰.药事管理与法规[M].北京:人民军医出版社,2015.

[13]周建平.药剂学[M].北京:化学工业出版社,2012.

[14]周四元,韩丽.药剂学[M].北京:科学出版社,2017.

[15]左根永.药事管理与法规[M].北京:中国协和医科大学出版社,2014.